Dr Jean DUVAU

Pronostic éloigné

des différentes formes cliniques

de

l'Actinomycose

humaine

LYON. — IMP. A. REY

PRONOSTIC ÉLOIGNÉ

DES DIFFÉRENCES FORMES CLINIQUES

DE

L'ACTINOMYCOSE HUMAINE

Statistique de 255 cas

PRONOSTIC ÉLOIGNÉ

DES DIFFÉRENTES FORMES CLINIQUES

DE

L'ACTINOMYCOSE HUMAINE

Statistique de 255 cas

PAR

Le Dr Jean DUVAU

LYON

A. REY & Cie, IMPRIMEURS-ÉDITEURS DE L'UNIVERSITE

4, RUE GENTIL, 4

1902

A MON PÈRE

Capitaine,
Chevalier de la Légion d'honneur.

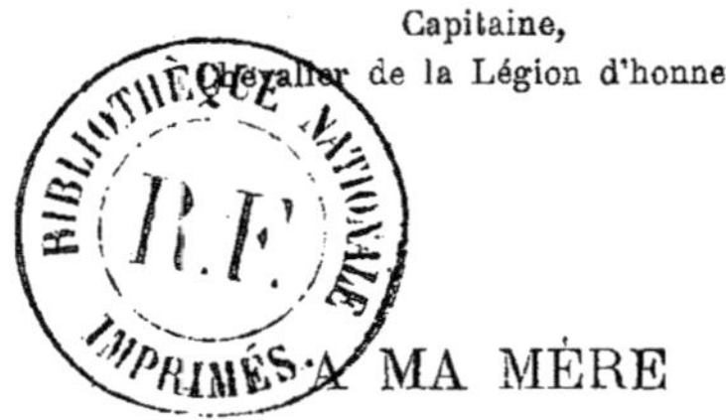

A MA MÈRE

A MON FRÈRE PIERRE

Lieutenant au 18e Régiment d'Infanterie.

A MES SŒURS

A MON FRÈRE ANDRÉ

A MES PARENTS

J. D.

1

Au Général MALAPER

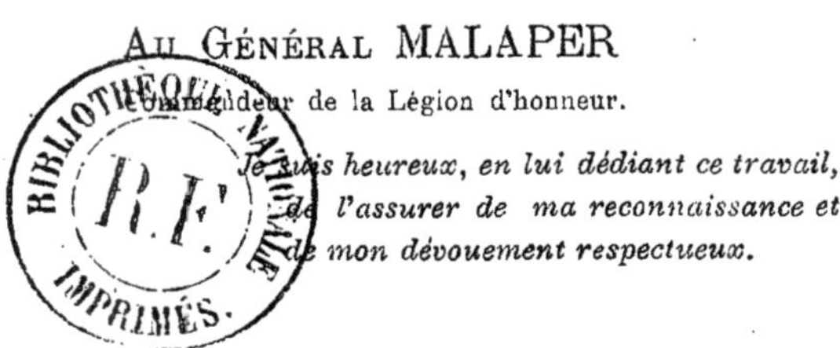

Commandeur de la Légion d'honneur.

Je suis heureux, en lui dédiant ce travail,
de l'assurer de ma reconnaissance et
de mon dévouement respectueux.

A mon Cousin

Le Docteur DUVAU

Professeur d'Hygiène à l'École Coloniale de Paris.

A Monsieur le Docteur DUBOURG

Chirurgien des Hôpitaux de Bordeaux.

Avec l'assurance de mon respect.

A M. le Médecin-Major de 1ʳᵉ Classe BATUT

Répétiteur à l'École du Service de Santé Militaire,
Chevalier de la Légion d'honneur.

A MES MAITRES

A MES AMIS

Au début de notre travail inaugural, nous voulons d'abord remercier nos chers Parents de tout ce qu'ils ont fait pour nous.

A notre Père qui nous donna toujours l'exemple du devoir et de l'honneur.

A notre Mère qui jamais ne cessa de nous entourer d'une tendresse infinie, nous sommes heureux d'offrir ces quelques pages, comme témoignage d'affection et de reconnaissance filiales.

C'est à M. le professeur Poncet que nous devons l'idée de ce travail. Nous prions ce Maître éminent, dont nous sommes fier d'avoir été l'élève, de vouloir bien agréer l'expression de notre respectueuse gratitude pour l'insigne honneur qu'il nous fait en acceptant la présidence de notre thèse.

M. le médecin major de 1re classe Batut, répétiteur à l'École du service de Santé militaire a bien voulu nous fournir quelques observations.

M. le professeur agrégé Bérard, chirurgien des Hôpitaux et M. le Dr Thévenot, chef de clinique chirurgicale, nous ont toujours accueilli avec beaucoup de bienveillance et dirigé dans notre travail.

Qu'ils veuillent bien nous permettre ici de les assurer de nos respectueux et sincères remerciements.

M. le Colonel et Mme Jayet, chez lesquels nous avons eu l'honneur d'être maintes fois reçu, nous ont rappelé à Lyon les douceurs de la vie de famille. Que l'inoubliable souvenir de ces heures pleines de charme soit le témoignage de notre entière reconnaissance.

Nous tenons enfin à assurer de notre affection ceux de nos camarades auprès desquels nous avons trouvé la plus franche sympathie. Nous emporterons d'eux le plus agréable souvenir et nous leur conserverons un cordial attachement. C'est à quelques-uns d'entre eux que se rattache le souvenir des heures agréables vécues pendant ces trois années d'École.

PRONOSTIC ÉLOIGNÉ

DES DIFFÉRENCES FORMES CLINIQUES

DE

L'ACTINOMYCOSE HUMAINE

Statistique de 255 cas

INTRODUCTIÒN

ET RAPIDE APERÇU HISTORIQUE DE L'ACTINOMYCOSE

Encore presque inconnue il y a une dizaine d'années, l'actinomycose s'est vite imposée à l'attention des chirurgiens.

Sans doute, le nombre des cas français qui, cependant, s'augmente chaque jour, est encore loin des chiffres allemands ou autrichiens, mais cela tient peut-être aussi au défaut d'attention dans la recherche de la maladie.

Le premier cas d'actinomycose humaine, diagnostiqué en France sur le vivant avec contrôle microscopique est de MM. Nocard et Lucet. Nous en reproduirons plus loin l'observation.

Le premier cas observé à Lyon par MM. Poncet, Bérard et Dor date de 1892 ; cette observation est également citée dans notre thèse.

Depuis, de nombreuses études ont été faites sur la

question en France ; les travaux lyonnais traitant de l'actinomycose ont été fréquents durant ces dernières années et ont fait faire à la question de très grands progrès.

Nous citerons au hasard parmi ces importants travaux les thèses des Drs Jirou, Besse, Job, Naussac, Garde, Hinglais et Bonnet.

Nous citerons encore le *Traité clinique de l'actinomycose humaine* de MM. les professeurs Poncet et Bérard, les communications faites par MM. Dor, Rochet et Vallas, ainsi que les nombreux travaux publiés par M. le professeur Poncet ou inspirés par lui de 1892 à l'époque actuelle.

L'Ecole lyonnaise a donc largement participé à l'étude de l'actinomycose en France et, si les premiers travaux publiés n'émanent pas d'elle, elle a contribué néanmoins pour une large part à faire rentrer cette redoutable affection dans le domaine courant de la médecine.

Le but de notre travail n'est donc pas d'apporter des faits nouveaux à la question de l'actinomycose si bien étudiée aujourd'hui. Notre intention, plus modeste, est de réunir les divers cas observés en France et nous nous sommes occupé de résoudre cette question : que deviennent les malades atteints d'actinomycose ?

Nous y ajoutons les résultats d'une enquête personnelle faite auprès des chirurgiens et médecins traitant des malades et notre part personnelle dans les observations citées consiste dans les résultats éloignés que nous avons pu ajouter.

Dans chacune d'elles, nous indiquons la localité où

l'actinomycose a été observée, l'âge, le sexe, la profession du malade, l'évolution et la terminaison de la maladie en même temps que le traitement institué.

Nous donnons encore tous les renseignements qui pouvaient être utiles pour expliquer l'inoculation ou la contagion de l'actinomycose.

Nous tenons à remercier d'une façon toute particulière les nombreux médecins et chirurgiens qui ont bien voulu répondre à notre appel.

Par les renseignements précis et circonstanciés qu'ils nous ont fournis sur d'anciens actinomycosiques qu'ils avaient eu l'occasion d'observer et de traiter, ils nous ont permis de mener à bien ce travail ingrat de recherches relatives à des résultats éloignés.

Nous nous faisons un devoir et un plaisir d'inscrire à cette page leur nom et le titre des observations qu'ils ont bien voulu nous communiquer, observations publiées plus loin avec les détails qu'elles comportent.

Le résultat de cette enquête a été la réunion de 70 cas d'actinomycose cervico-faciale et de 185 cas d'actinomycose à forme viscérale. Après chaque observation des malades atteints d'actinomycose cervico-faciale que nous avons pu retrouver, nous indiquons l'endroit de leur résidence actuelle, afin de permettre de les retrouver ultérieurement.

Notre travail est divisé en trois chapitres. Le premier comprend une monographie très rapidement esquissée de l'actinomycose ainsi que les éléments de son pronostic, dans les formes cervico-faciales.

Dans le deuxième chapitre, nous citons les observations recueillies en apportant les résultats de nos recherches. Nous examinons toutes les formes de l'actinomycose cervico-faciale, en montrant également l'influence du traitement médical ou chirurgical,

Le troisième chapitre comprend l'étude des formes viscérales ; en terminant, nous indiquons aussi combien pour tant de malades retrouvés, nous avons eu de guérisons, d'améliorations ou de décès. Cette statistique de mortalité dans tous les cas d'actinomycose connus jusqu'à ce jour est précédée d'un relevé des observations faisant l'objet de cette thèse.

MM.

Professeur FOLET, de Lille.
> Actinomycose des maxillaires (2 observations).

Dr WASSILIEFF, de Paris.
> Act. péricæcale (2 obs.).
> Act. du max. supérieur (1 obs.).
> Act. du creux sus-claviculaire (1 obs.).

Dr REBOUL, de Nîmes.
> Act. pulmonaire (1 obs.).
> Act. raréfiante superficielle du max. (1 obs.).
> Act. du max. supérieur (1 obs.).

Dr ANTIPAS, de Constantinople.
> Act. temporo-max. (1 obs.).
> Act. de la joue et de la région sous-max. droite (1 obs.).

Dr CHARMOY, de Courtenay (Loiret).
> Act. mammaire (1 obs.).
> Act. sous-max. (1 obs.).
> Act. temp.-max. (1 obs.).

Dr GUINARD, de Paris.
> Act. temporo-max. (1 obs.).

Dr EVESQUE, de la Motte-Chalançon (Drôme).
> Act. temporo-max. (1 obs.).

MM.

Dr MEUNIER, de Tours.

    Act. sus-hyoïdienne (1 obs.).

    Act. péri-max. (1 obs.).

    Act. cervicale large (1 obs.).

Dr GAUCHER, de Paris.

    Act. de la joue gauche (1 obs.).

Dr POUPART, de Saint-Sylvestre-Cappel (Nord).

    Act. des max. (1 obs.).

Dr AUDRY, de Toulouse.

    Act. temporo-max. (1 obs.).

Dr DUGUET, de Paris.

    Act. bucco-faciale (1 obs.).

Dr FRÈCHE, de Bordeaux.

    Act. sous-max. gauche (2 obs.).

Dr GUILLEMOT, de Thiers (Puy-de-Dôme).

    Act de la joue et de la région massétérine gauches
        (1 obs.).

Professeur WEISS, de Nancy.

    Act. temporo-max. (2 obs.).

    Act. de la région parotidienne (1 obs.).

Dr SERULLAZ, de Seyssel (Savoie).

    Act. des max. (2 obs.).

Dr PROBY, d'Oullins (Rhône).

    Act. temporo-max. (1 obs.).

Dr MICHEL, de l'Arbresle (Rhône).

    Act. parotidienne et fosse temporale (1 obs.).

Dr GUYOT, de Villefranche-sur-Saône (Rhône).

    Act. temporo-max. (1 obs.).

Professeur JABOULAY, de Lyon et Dr SURREL, à Craponne-
    sur-Yerson (Haute-Loire).

    Act. temporo-max. (1 obs.).

Dr LAGOUTTE, du Creusot (Saône-et-Loire).

    Act. temporo-max. (1 obs.).

Dr LEGUEU, de Paris.

    Act. cranio-cérébrale (1 obs.).

MM.

Dr Santiard, de Nolay (Côte-d'Or).

    Act. temporo-max. et sous-max. (1 obs.).

Dr Fiessinger, de Saint-Claude (Jura).

    Act. temporo-max. (1 obs.).

Dr Beaujolin, de Saint-Symphorien-sur-Coise (Rhône).

    Act. temporo-max. (1 obs.).

Professeur Pollosson, de Lyon et Dr Laurencon, de Givors (Rhône).

    Act. temporo-max. (1 obs.).

Dr Batut, de Lyon.

    Act. sous-max. (1 obs.).

    Act. temporo-max. (2 obs.).

Professeurs Poncet et Bérard, de Lyon.

    Act. péri-max. (3 obs.).

    Act. cervicale large (1 obs.).

    Act. temporo-max. (1 obs.).

    Act. de la joue (1 obs.).

    Act. de la joue (1 obs.).

Dr Dor et professeur Berard, de Lyon.

    Act. temporo-max. (1 obs.).

Professeurs Poncet et Bérard, de Lyon.

    Observations citées dans le *Traité clinique de l'actinomycose.* (15 observations).

Professeur Vallas, de Lyon et Dr Francopoulo, de Saint-Michel-de-Maurienne (Savoie).

    Act. péri-max. (1 obs.).

Professeur Rochet, de Lyon.

    Act. temporo-max. (1 obs.).

Professeur Pollosson, de Lyon.

    Act. temporo-max. gauche (1 obs.).

CHAPITRE PREMIER

MODES DE L'INFECTION ACTINOMYCOSIQUE ET GRAVITÉ DU PRONOSTIC SUIVANT LA LOCALISATION

L'infection actinomycosique se fait suivant trois modes :

1º A la suite d'un traumatisme direct créant la plaie et introduisant en même temps le parasite ;

2º A la suite de l'infection à un moment donné d'une plaie déjà existante ou d'un tissu déjà malade ;

3º Par introduction fortuite sans effraction de l'actinomyces dans un organe quelconque.

Suivant les tissus et suivant les régions, le champignon parasitaire doit trouver un terrain plus ou moins favorable à son développement. Dans l'étiologie de l'actinomycose certaines conditions, telles que l'âge, le sexe, la profession, le traumatisme n'ont qu'un rôle secondaire.

La contagion, cause de la maladie se produit de diverses façons, par l'intermédiaire, soit des végétaux, soit des animaux ; la contagion par les animaux est très rare. Les intermédiaires habituels de l'infection restent donc les végétaux sur lesquels l'actinomyces se développe facilement et se conserve indéfiniment, en revêtant des formes de résistance (spores) beaucoup plus dangereuses pour l'homme que les formes de dégénérescence (massues) constatées chez les animaux.

Il n'est pas nécessaire que les céréales ou la paille soient récemment récoltées pour servir d'agents de contagion. Bang (cité par Illich) a retrouvé des actinomyces susceptibles de donner des cultures sur des épis secs datant de plus d'un an. Cette longévité des spores explique la fréquence et les dangers de la contagion végétale (Daday).

Dans les tissus animaux, au contraire, l'actinomyces reste, au stade mycélien, incapable de résister aussi bien que les spores à la phagocytose, à la suppuration et aux agents de destruction extérieurs ; aussi n'a-t-on jamais noté de survie considérable du parasite dans les pièces anatomiques, les crachats, etc. ; dans le pus, souvent un premier examen, immédiatement après l'ouverture de la collection mycosique, montre de superbes grains jaunes, et dès le lendemain, on n'en aperçoit plus un seul (Poncet et Bérard). Les céréales ne sont pas les seuls végétaux qui puissent servir d'habitat à l'actinomyces ; les jeunes pousses des arbres épineux, l'écorce des bois bruts et même le vieux bois de charpente altéré par l'humidité et les moisissures ont joué, dans plusieurs cas, le rôle d'agents de contagion.

Telles sont les raisons biologiques de la contagion par les végétaux. Elles sont corroborées par nombre de renseignements étiologiques recueillis auprès des malades et par nombre de constatations directes au sein même des lésions parasitaires (Poncet, Bérard). Il est enfin un dernier mode de contagion par les poussières

végétales. Et l'inoculation de l'actinomycose par ces
dernières est de beaucoup la plus redoutable, car il est
difficile de l'éviter, surtout dans certaines professions.
Ces poussières végétales servent de véhicule aux spores
dont la vitalité et la résistance aux agents extérieurs
sont très grandes.

Evolution de l'actinomyces dans les tissus. —
Une fois introduit dans un tissu, l'actinomyces donne
naissance à un mycélium et à une colonie rayonnée.
Autour de celle-ci viennent se former un foyer inflammatoire et des nodules. Deux cas alors peuvent se présenter :

1º Si la prolifération conjonctive est abondante, le
champignon rayonné est resserré dans un tissu scléreux
et le parasite meurt ; il est résorbé ou se calcifie.

2º Si la suppuration s'établit, on assiste à la formation de cavités plus ou moins étendues, pleines de pus
et de grains jaunes. De celles-ci partent des trajets fistuleux allant s'ouvrir à l'extérieur ou dans la cavité
buccale et laissant s'écouler un liquide séro-purulent
dans lequel on retrouve des actinomyces.

Si, en dernier lieu, la guérison est obtenue à l'aide
d'une thérapeutique appropriée, pendant longtemps
l'on verra persister des indurations cicatricielles.

Abandonné à lui-même, le processus progresse,
rencontre des os et les détruit ; le tissu osseux, ainsi que
l'a montré M. le professeur Gangolphe, est détruit par
une raréfaction progressive, par un travail très net,
d'ostéite raréfiante (Gangolphe).

Longtemps prolongée, l'affection aboutit à la généralisation, à la dégénérescence amyloïde des viscères et à la mort.

Les fistules sont une production constante de l'actinomyces ; ce ne sont que des prolongements des abcès mycosiques ouverts à l'extérieur ou dans la cavité buccale.

Ce sont les prolongements des abcès qui font en particulier la gravité de l'actinomycose du maxillaire supérieur, en transformant le parasite dans les régions avoisinantes.

La localisation de l'actinomycose est très variable, elle dépend naturellement de la porte d'entrée du champignon rayonné.

Chez l'homme; elle se présente sous trois formes cliniques différentes.

> Néoplasique.
> Caséeuse
> Pyohémique.

Et ces trois formes dans leur évolution présentent une grande ressemblance avec la tuberculose (Poncet).

Elle peut atteindre tous les tissus et tous les organes et revêtir l'une ou l'autre de ces formes cliniques; cependant, dans l'actinomycose animale, la forme néoplasique est le plus souvent observée et elle siège habituellement au maxillaire.

L'actinomycose cervico-faciale comprend diverses formes.

> Forme temporo-maxillaire ;
> — gingivo-jugale ;

Forme sous-maxillaire ;
— péri-maxillaire ;
— cervicale large.

L'actinomycose des maxillaires se subdivise elle-même en trois autres formes :

Forme périphérique raréfiante ;
— térébrante centrale ;
— centrale néoplasique.

Le pronostic variera suivant les diverses formes rencontrées suivant les localisations, suivant enfin les régions anatomiques dont les dispositions viendront faciliter ou contrarier l'extension des fusées purulentes.

Les éléments du pronostic. — Il est fonction d'éléments complexes et dépend tout d'abord de la *localisation* du parasite. du *siège de la lésion*. Celle-ci peut, en effet, se limiter au point qui a été la porte d'entrée de l'actinomyces et on a alors une forme localisée se développant par extension périphérique lente et continue. Cette forme localisée est néanmoins susceptible de se généraliser en empruntant les voies circulatoires ou bien elle peut se généraliser d'emblée sans qu'on puisse quelquefois retrouver la porte d'entrée.

Le *siège* de la lésion modifie entièrement le pronostic ; la gravité de l'actinomycose est subordonnée à son siège, à l'ancienneté ainsi qu'à l'étendue de ses lésions et au terrain sur lequel évolue l'affection.

Un diagnostic précis et précoce est enfin d'une

extrême importance pour le pronostic, car si la nature de l'infection est méconnue, on permet à d'autres infections de se greffer sur les lésions initiales.

Lorsque les lésions sont localisées (Rochet), le pronostic est favorable, car une intervention large pourra être curative, surtout si la localisation s'est faite sur un organe d'importance vitale secondaire.

Si, au contraire, les lésions sont diffuses, si elles portent sur des organes essentiellement vitaux (foie, poumons), le tableau est alors très sombre. C'est, en effet, celui des tuberculoses viscérales ou généralisées et ici les interventions ne peuvent être le plus souvent que seulement palliatives .

Les *fusées* d'actinomyces à distance doivent toujours être très redoutées, car, lorsque toute la région est envahie, les chances de succès diminuent et l'évolution peut se poursuivre malgré l'intervention.

La relation entre l'évolution de l'actinomyces dans telle ou telle région et les faits observés viennent confirmer ce qui a été dit plus haut au sujet des fusées de l'actinomyces.

Si la localisation s'est effectuée sur le maxillaire supérieur, il faudra toujours redouter la méningo-encéphalite, consécutive aux fusées purulentes cranio-cérébrales, fusées facilitées par la présence des nombreux orifices dont cet os est porteur.

« Lorsque, au contraire, le parasite reste cantonné dans les régions où il s'était d'abord fixé, le pronostic de l'actinomycose de la tête et du cou n'est pas très sombre » (Poncet).

Le pronostic comporte encore d'autres éléments, ces derniers ont trait :

a) A la résistance plus ou moins grande du champignon ;

b) A la réceptivité plus ou moins considérable du sujet infecté ;

c) Enfin, et surtout, il reste subordonné à la localisation dans telle ou telle région et à la présence ou l'absence d'*infections secondaires*. C'est ainsi, qu'en principe, un foyer profond ou voisin des centres nerveux est toujours dangereux, en raison de l'envahissement possible des viscères essentiels.

Discussion sur les éléments du pronostic. — Envisageons donc maintenant les facteurs du pronostic.

α) Résistance plus ou moins grande du champignon et virulence du parasite. Il y a toujours lieu en effet, (Poncet et Bérard) de tenir compte de ce dernier élément dans l'appréciation de la gravité des localisations cervico-faciales.

La virulence peut déjà être acquise par le parasite au moment de l'inoculation ; mais, elle peut être aussi conférée par un milieu tissulaire ou humoral très favorable à son développement. « Voilà pourquoi il convient de distinguer les actinomycoses bénignes des actinomycoses malignes d'emblée », les premières sont guérissables, même quand elles ont envahi de larges surfaces, les autres résistent à toutes les médications même prolongées et méthodiques. « Elles se cantonnent longtemps sur un point très limité pour prendre soudain une marche envahissante contre laquelle sont

impuissantes toutes les ressources de la thérapeutique »
(Poncet et Bérard).

La mycose peut être envahissante ou scléreuse
ainsi que nous le verrons tout à l'heure en étudiant les
éléments accessoires du pronostic.

(Rôle du tissu cellulaire lâche, orifices osseux,
absence d'aponévroses résistantes).

Les *dispositions anatomiques* de la région où se
sera effectuée la localisation, viennent en effet faire
varier la gravité du pronostic.

Si la région est dépourvue d'aponévroses, si elle
est riche en tissu cellulaire lâche, en orifices de communication, l'extension du processus infectieux et les
fusées seront facilitées.

« La progression des lésions se fait en effet le plus
souvent comme il a été dit par continuité » suivant un
processus de forage, un travail de taupinière. A propos
de chaque forme, il faut distinguer un pronostic spécial et général.

En résumé, dans les éléments qui interviennent pour
faire varier la gravité du pronostic, il faut distinguer
en premier lieu le siège, la diffusion des lésions, les
infections secondaires et la virulence variable de
l'agent infectant.

A côté du pouvoir infectant absolu du parasite,
intervient la *réceptivité spéciale du milieu*.

Exemple : à côté des formes curables par l'iodure
de potassium, il en est qui résistent indéfiniment à cet
agent, alors même qu'elles intéressent des régions
superficielles et restent limitées. « Aussi, peut-on légi-
timement distinguer des actinomycoses bénignes et

des actinomycoses malignes d'emblée » (Poncet).

Dans les propagations, il faut redouter autant que le parasite tous les micro-organismes auxquels il a ouvert la voie et qui poursuivent leurs désordres même après sa disparition.

Exemple : autopsie d'un malade de M. le professeur Poncet, mort d'actinomycose thoracique où il fut impossible de retrouver un seul grain jaune dans les foyers de pleurésie, de péricardite et de broncho-pneumonie.

Le parasite avance dans les tissus, au hasard des résistances qu'il rencontre le long des interstices aponévrotiques et des gaines vasculaires pour englober, dans le même foyer d'infection, tous les plans d'une même région : périoste, muscles, tissu sous-cutané et peau.

Quand il arrive par effraction dans un vaisseau sanguin, il peut ensemencer par embolie le poumon, le foie, la rate, rein, cerveau. De même, par la voie lymphatique, il peut infecter les grandes séreuses : méninges, péricarde, plèvre et péritoine, telle est l'action pyohémique.

Quel est le tissu de fixation du parasite ? — Le tissu dans lequel le parasite se fixe de préférence est le tissu conjonctif, et, parmi les formations conjonctives elles-mêmes, c'est le tissu cellulaire lâche qui est toujours envahi. Les aponévroses résistent plus que les vaisseaux et que les muscles qui arrivent à un état de bouillie jaunâtre.

Enfin, un dernier élément très important du pronostic est constitué par la présence ou l'absence d'*infections* secondaires.

Valeur des infections secondaires dans la gravité du pronostic. — Quelle est l'influence des *infections secondaires* sur l'évolution des foyers d'actinomycose cervico-faciale ? Dans la grande majorité des cas, surtout pour les formes anciennes, à tendances envahissantes, avec fistules multiples, les infections surajoutées aggravent le pronostic (Poncet et Bérard). « Puis, à la suite des infections secondaires, le danger de la généralisation par métastase est certainement aussi accru, car les processus microbiens de la suppuration ont une action destructive beaucoup plus rapide sur les parois des vaisseaux que le champignon de l'actinomycose. »

En résumé, en présence d'un cas d'actinomycose cervico-faciale, il est donc difficile de porter un pronostic précis.

En dehors de la langue et des voies lacrymales, il n'est aucune localisation pour laquelle on puisse escompter avec certitude la guérison par un traitement approprié (Bérard).

De plus, on sera toujours très réservé et plutôt pessimiste dans les appréciations relatives à des foyers voisins de la base du crâne (maxillaire supérieur ou rétro-pharyngé) qui donnent naissance à des complications presque toujours mortelles.

Pronostic assez favorable dans les formes ne visant que les parties molles. — Les autres formes, surtout celles des *parties molles*, font courir, sans doute, des risques moins graves aux malades. Dans les trois quarts des cas, les guérisons se produisent, mais, « ne devront être considérées comme guérisons que les réparations totales des lésions constatées au départ du malade et contrôlées à plusieurs reprises par la suite » (Poncet et Bérard).

Pendant un an, deux ans même, qu'il ait pris ou non de l'iodure, celui-ci est exposé à voir ses cicatrices se rouvrir et les lésions reprendre leur marche envahissante, parfois avec une allure beaucoup plus rapide qu'auparavant. Il est certain cependant que l'iodure offre des garanties prophylactiques contre ces récidives tardives et qu'on les a constatées moins souvent depuis que l'emploi de cette médication s'est généralisé.

Dans l'actinomycose cervico-faciale, tant que la maladie n'aura pas produit de lésions trop avancées, l'iodure de potassium et le traitement chirurgical pourront peut-être enrayer la maladie.

Le traitement devra être à la fois médical et chirurgical.

La médication tonique et reconstituante est d'un grand secours pour combattre l'état de dénutrition rapide dans lequel tombent les malades dont les lésions sont abandonnées quelque temps à leur évolution naturelle. Pour les cas récents, limités en profondeur et à la phase d'induration congestive du début, la prescription de l'iodure semble améliorer l'état du malade.

Mais, pour toutes les autres formes cervico-faciales, si au bout de quelques semaines, le traitement ioduré semble inefficace, l'intervention chirurgicale hâtive et large s'impose comme indication d'urgence.

Et, seulement après l'évacuation des principaux foyers, l'iodure, administré à l'intérieur, pourra hâter la cicatrisation. Néanmoins, malgré les résultats obtenus de la médication iodurée et des interventions chirurgicales, l'actinomycose reste une maladie grave par la possibilité de l'envahissement du cerveau ·et des autres organes essentiels.

Le pronostic général à dégager est le caractère de gravité des lésions viscérales profondes dès qu'elles ont diffusé largement dans les parties molles voisines, et aussi l'incurabilité presque constante des lésions péritemporo-maxillaires lorsqu'elles ont infiltré les muscles de l'articulation et la fosse zygomatique. L'envahissement des organes encéphaliques par la base du crâne est surtout alors à redouter (Poncet et Bérard).

CHAPITRE II

ACTINOMYCOSE CERVICO-FACIALE

Nous donnons les résultats ultérieurs recueillis sur
ces malades suivant l'ordre des observations du *Traité
clinique de l'actinomycose humaine* de MM. les professeurs Poncet et Bérard.

A la suite de ces observations, nous joignons toutes
celles qu'il nous a été possible de recueillir auprès de
MM. les Médecins traitants des malades ou de ces derniers eux-mêmes.

Après avoir résumé leur état antérieur, nous indiquons leur état actuel, grâce aux renseignements ultérieurs fournis et, nous ne saurions trop de nouveau
ici remercier MM. les Médecins traitants de l'extrême
obligeance avec laquelle ils ont bien voulu nous les
faire parvenir. Nous donnons les observations résu-
mées de chacun des malades auprès desquels nous
avons fait notre enquête.

Guérisons et améliorations.

Forme temporo-maxillaire gauche.

OBSERVATION I

(Poncet, *Gazette hebdomadaire*, avril 1895, p. 83,
du *Traité* de MM. Poncet et Bérard.)

M. M..., vingt-six ans, cultivateur à Savigny (Rhône).

Début des accidents en septembre 1894, par un gonflement douloureux avec tension au niveau des grosses molaires supérieures gauche.

Entrée à l'Hôtel-Dieu de Lyon, salle Saint-Philippe, dans la clinique de M. le professeur Poncet.

Empâtement à surface irrégulière, occupant l'angle gauche du maxillaire inférieur et la fosse temporale correspondante. Trismus très accentué.

Pas de ganglions. État général bon.

On porte le *diagnostic d'actinomycose*, confirmé par l'existence de grains jaunes, *visibles à l'œil nu et au microscope*, existant dans le liquide retiré des joints ramollis.

Amélioration à la suite d'un traitement à l'iodure de potassium 3 et 5 grammes *pro die*.

Le malade *sort* de l'hôpital le 30 janvier, très amélioré localement.

Prescription ; iodure de potassium 5 grammes par jour.

Revue en 1896, le malade est complètement guéri ; les cicatrices sont peu apparentes et il n'a pas eu de récidives.

D'après les renseignements dus à l'obligeance du médecin traitant du malade, M. le Dr Michel de l'Arbresle (Rhône) et recueillis le 26 décembre 1901, M. M... n'a pas eu de récidive.

27 décembre 1901. — Nous apprenons par M. le Dr Michel, qu'une récidive vient de se faire, au niveau de l'angle du maxillaire inférieur gauche et que le malade se refuse à entrer à l'hôpital.

Actuellement, M. M... habite Lissieu, par Chasselay (Rhône).

Forme temporo-maxillaire gauche.

OBSERVATION II

(MM. Poncet et Bérard, *Mercredi médical*, juin 1895,
p. 85, du *Traité* de MM. Poncet et Bérard.)

M. A. P..., soixante-deux ans, architecte à Villefranche-sur-Saône (Rhône).

Début en novembre 1893 par une périostite alvéolo-dentaire au niveau des dernières molaires inférieures gauche, survenue sans cause appréciable. Plus tard, on apprit que le malade avait l'habitude de mâchonner des brins de paille. Uun tuméfaction dure apparaît au niveau de l'angle du maxillaire inférieur gauche, en (août 1894). Trismus.

On donne alors iodure de potassium 1 gramme par jour pendant trois semaines seulement, car le malade présentait pour ce médicament une grande tolérance (Dr Guyot).

En septembre 1894, nouvelle poussée qui s'étend aux régions parotidienne et mastoïdienne. Il se forme des fistules en seize points de la région tuméfiée : les fistules se cicatrisaient en quelques jours.

Les ouvertures qui se produisaient tous les huit ou dix jours donnaient issue à une faible quantité de liquide séro-purulent, contenant de petits grumeaux de matière jaune.

Le malade refuse toute intervention chirurgicale. Traitement à l'iodure de potassium, 4 grammes *pro die.*

Cinq mois après, 20 avril 1895, le malade était guéri et la guérison se maintenait parfaite, après dix-huit mois de traitement ioduré.

D'après *les renseignements* dus à l'obligeance du médecin traitant du malade. M. le D* Guyot de Villefranche-sur-Saône (Rhône) et recueillis le 11 novembre 1901 M. A. P... n'a jamais eu de récidive. Il est en parfaite santé actuellement et complètement guéri de son ancienne affection.

M. A. P... habite Villefranche-sur-Saône (Rhône).

Forme temporo-maxillaire gauche.

OBSERVATION III

(Due à l'obligeance de M. le professeur agrégé Jaboulay; Besse, th. de Lyon 1895-1896, p. 86 du *Traité* de MM, Poncet et Bérard).

G. Jean-Baptiste, meunier à Joannès.

Entrée. — A l'Hôtel-Dieu de Lyon, salle Président-Carnot, n° 12.

Il est porteur, au niveau de l'arcade zygomatique d'une tumeur bourgeonnante, non ulcérée, avec points ramollis. Trismus.

Elle fut diagnostiquée tumeur actinomycosique par M. Jaboulay et ce *diagnostic fut confirmé par la présence de grains jaunes, en suspension dans le liquide retiré de la ponction.*

Curetage et iodure de potassium, 4 grammes par jour.

Le malade sort de l'hôpital, le 22 octobre, légèrement amélioré. Au point de vue de l'étiologie de son affection, il faut noter que le malade avait l'habitude, pendant son travail, de mâchonner des épis de blé.

D'après *les renseignements* dus à l'obligeance du médecin traitant du malade, M. le D* Surrel de Craponne-sur-Yerson (Haute-Loire) et recueillis le 28 novembre 1901.

G. est mort dans le courant de l'année 1900. Le Dr Surrel ne l'a pas vu pendant la dernière phase de son affection, mais voici son état en avril 1900 :

La tumeur n'avait pas récidivé, mais le malade était atteint d'une bronchite généralisée dont la nature n'a pas été déterminée : l'état général était fort mauvais. Amaigrissement, faiblesse, cachexie.

Forme temporo-maxillaire droite.

OBSERVATION IV

(Rochet, observation de Bert, *Province médicale*, n° 95), p. 88, du *Traité clinique* de MM. Poncet et Bérard.

M. G..., trente-deux ans, fabrique des chapeaux de paille à Saint-Symphorien-sur-Coise (Rhône).

Début de l'affection. — En novembre 1895 au niveau de l'angle du maxillaire inférieur droit.

Entrée. — A l'Hôtel-Dieu de Lyon, 26 novembre 1895, Clinique de M. le professeur Ollier.

Au moment où M Rochet la voit, la tuméfaction occupe les régions parotidienne, temporale et sus-hyoïdienne latérale droite. Pas de ganglions. Léger trismus. On fait sortir par la pression du pus contenant *des grains jaunes.*

La malade sort de l'hôpital le 4 décembre 1895, après avoir refusé toute intervention. On prescrit le traitement ioduré.

D'après *les renseignements* dus à l'obligeance du médecin traitant de la malade, M. le Dr Beaujolin de Saint-Symphorien-sur-Coise (Rhône) et recueillis le 27 novembre 1901, voici ce qu'il est advenu de la malade.

Revenue à Saint-Symphorien, elle a suivi sans succès le traitement ioduré : 8 grammes par jour de iodure de potassium. Abcès multiples très volumineux. Un an après, elle accepte l'idée d'une intervention et entre à l'Hôtel-Dieu de Lyon (octobre 1896) dans la clinique de M. le professeur Ollier. Séjour à l'Hôtel-Dieu jusqu'à la fin d'avril 1897. Dans l'intervalle, elle subit plusieurs interventions.

Elle revient à Saint-Symphorien. Récidive en juillet 1897.

Troisième départ pour l'Hôtel-Dieu en août 1897, clinique de M. le profeseur Ollier. Nouvelle intervention dans la région temporale.

Retour à Saint-Symphorien en septembre 1897.

Depuis novembre 1901, date à laquelle nous ont été fournis les derniers renseignements, l'état de la malade est le suivant:

Guérison complète, absolue, pas de récidive. La malade a eu depuis une petite fille bien portante. Elle présente de nombreuses cicatrices dans les régions où s'était jadis localisée l'affection.

La malade habite Saint-Symphorien-sur-Coise (Rhône).

Forme temporo-maxillaire droite.

OBSERVATION V

(Observation due à l'obligeance de M. le professeur Maurice Pollosson, p. 88 du *Traité* de MM. Poncet et Bérard.)

B.,., Pierre, vingt-quatre ans, berger à Givors (Rhône).

Entrée à l'Hôtel-Dieu de Lyon, salle Carnot, pour une affection inflammatoire de la joue droite dont le début remontait à 1896. Vigoureux, sans autre antécédent qu'une adénite suppurée de l'aisselle droite en 1894.

Début de l'affection au niveau de la région massetérine droite; la tuméfaction s'étendit de l'arcade zygomatique à l'angle du maxillaire inférieur droit sans adhérences profondes au squelette. Pas de ganglions.

8 décembre. — *Curetage*, pus avec *grains jaunes, venant confirmer le diagnostic porté.*

Amélioration progressive. Le 7 janvier 1897 le malade quitte l'hôpital très amélioré.

D'après les renseignements dus à l'obligeance du médecin traitant du malade, M. le Dr Laurençon de Givors (Rhône).

Voici l'histoire du malade depuis sa sortie de l'hôpital :

Opéré trois fois à deux ans d'intervalle environ chaque fois :

Première fois, salle Saint-Louis il y a six ans ;

Deuxième fois, salle Carnot ;

Troisième fois, salle Saint-Charles.

Première opération, aisselle gauche : guérison.

Deuxième opération, joue droite, deux cicatrices linéaires : guérison.

Troisième opération : A : Opération au-dessous de l'angle interne de l'œil droit : guérison.

B : Cicatrice encore rouge et récente d'un abcès ouvert à deux travers de doigt au-dessous de l'épine iliaque antéro-supérieure droite.

Donc, actuellement, *guérison* de tous les anciens foyers. Pas de récidives locales. La mère du jeune homme prétend que son mal revient tous les deux ans.

B... Pierre habite Givors (Rhône).

Forme temporo-faciale gauche.

OBSERVATION VI

(Observation due à M. le professeur Pollosson, p. 89, du *Traité* de MM. Poncet et Bérard.)

C..., Marie-Philomène, quarante-huit ans.

Cultivatrice à Saint-Pierre-de-Mésage (Isère).

Entrée à l'Hôtel-Dieu de Lyon, le 11 décembre 1896.

Sortie le 14 mars 1897.

Entrée de nouveau le 23 avril 1897.

Sortie le 15 mai 1897.

Début de l'affection en octobre 1896, au niveau des deux dernières molaires du maxillaire supérieur gauche. La tuméfaction gagna la joue et s'ouvrit spontanément.

A son entrée, la tuméfaction s'étend, d'une part, à quelques centimètres de l'angle du maxillaire inférieur jusqu'à l'angle externe de l'œil ; d'autre part, de l'aile du nez au lobule de l'oreille. Pas de ganglions. Bon état général.

Première intervention, le 13 décembre 1896, curetage; dans le pus, existence de *grains jaunes* qui viennent confirmer le diagnostic porté.

Deuxième curetage, le 10 janvier 1897, au niveau de la fosse temporale.

Troisième curetage, au niveau de l'arcade sourcilière gauche.

Quatrième intervention le 4 mai 1897, au niveau d'une tuméfaction développée au niveau de l'angle du maxillaire.

Dernier curetage, 15 mai 1897 et cautérisation. Amélioration progressive, la malade quitte l'hôpital le 27 mai; un léger gonflement persiste au niveau de la paupière et de la région orbitaire externe gauche. Elle a été pansée à l'hôpital à l'iodoforme et à la teinture d'iode. Elle a pris par jour et *pro die* 6 grammes d'iodure de potassium sans qu'on ait constaté d'amélioration très marquée.

D'après les renseignements dus à l'obligeance de M. Bour, maire de la commune de Saint-Pierre-de-Mésage et recueillis le 16 novembre 1901, il résulte que la malade est très bien rétablie et peut s'adonner à son travail comme auparavant.

Marie-Philomène C... habite Saint-Pierre-de-Mésage (Isère).

Forme temporo-maxillaire droite et cervico-maxillaire droite.

OBSERVATION VII

M. Folet, *Nord médical*, juin 1895
(p. 95 du *Traité* de MM. Poncet et Bérard.)

Deux cas d'actinomycose à localisation maxillaire supérieur et cervico-maxillaire droite. Ces deux malades furent curetés et prirent de l'iodure de potassium à raison de 4 grammes *pro die*. L'iodure ne se montra efficace que chez l'un des deux.

A la suite de l'intervention les deux malades furent guéris.

D'après les renseignements dus à l'obligeance de M. le professeur Follet de Lille et recueillis le 12 novembre 1901, ces deux malades ont guéri et ont été revus sans manifestations actinomycosiques viscérales, huit ou dix mois après leur sortie de l'hôpital.

Il les a depuis complètement perdus de vue et il a été impossible de les retrouver.

Actinomycose de la Joue gauche.

OBSERVATION VIII

(Poncet et Coignet. *Société de Sciences médicales*, 7 juin 1893,
complétée en 1897, par L. Bérard, p. 96, du *Traité clinique*
de MM. Poncet et Bérard.)

Joseph R., cinquante-huit ans, à Torcieux (Ain).

Pas d'antécédents pathologiques.

Fluxions dentaires fréquentes dues à de nombreuses dents cariées.

Début de l'affection, au niveau de l'angle du maxillaire supérieur gauche, près de l'aile du nez. Par la pression, on fit sortir d'une fistule, siégeant à la gencive supérieure, du pus contenant *des grains jaunes*. L'examen microscopique y révéla la présence d'actinomyces et vint confirmer le diagnostic porté. Le malade signale l'existence, dans son pays, d'une maladie des bêtes à cornes qui se présente sous deux formes : une, les harpes, abcès siégeant aux mâchoires ; l'autre, les champignons : siégeant sur la peau et donnant une abondante suppuration.

Léger curetage pratiqué par M. le professeur agrégé Jaboulay. Iodure de potassium : **3** grammes *pro die*.

Revu, le 26 octobre, le malade ne présente plus qu'une légère tuméfaction superficielle.

En 1897, le malade vient se *présenter à la clinique* de M. le professeur Poncet; la guérison s'était maintenue parfaite depuis un an.

D'après les derniers renseignements fournis par le malade, à la date du 14 novembre 1901, il résulte que Joseph R... est parfaitement guéri de son ancienne affection.

Il n'a jamais eu de récidives locales.

Toutefois, il dit ressentir, depuis longtemps, des étourdissements qui n'avaient lieu, d'abord, que tous les mois, et qui maintenant, se reproduisent assez souvent. Tous les matins, il éprouve de légères douleurs, au niveau de l'angle du maxillaire inférieur gauche.

Joseph R... habite Souclin (Ain).

Forme bucco-faciale.

OBSERVATION IX

(Dr Duguet de Paris, Académie de médecine 1896 et *Presse médicale*, 1897, p. 100, du *Traité* de MM. Poncet et Bérard.)

Homme, quarante ans, blanchisseur à Courbevoie.

Possède un cheval qu'il soigne lui-même.

Aucune tare dans sa famille. Santé bonne.

Début en septembre 1896, par une tuméfaction dans le sillon gingivo-buccal au niveau de la deuxième petite molaire droite carrée.

Formation d'abcès qui s'ouvrirent dans la joue, s'accompagnant de tuméfaction de la joue et d'un trismus qui s'accentua de plus en plus.

L'avulsion de la dent cariée n'améliora en rien la situation.

Formation de petits foyers qui s'ouvrirent sur la joue. Le 10 décembre, la joue épaisse formait comme un plastron dur, élastique, mal limité.

Empâtement allant jusqu'au périoste, sans que ce dernier parût intéressé.

Au microscope, le pus présentait des *actinomyces*. Traitement ioduré : 5 grammes *pro die*, amène une amélioration notable. Au mois de mars, injection de teinture d'iode dans les trajets fistuleux ; à partir de cette modification dans le traitement, l'amélioration fut aussi rapide que surprenante. Au mois d'avril, toutes les fistules étaient fermées. Au mois de juin, la guérison était absolue et les cicatrices peu apparentes.

D'après les renseignements dus à l'obligeance du médecin traitant du malade, M. le Dr Duguet, de Paris, et recueillis le

2 novembre 1901, le malade était resté parfaitement guéri, sans récidive, ni fistules.

Forme péri-maxillaire.

OBSERVATION X

(Dr Meunier de Tours, p. 103, du *Traité clinique*
de MM. Poncet et Bérard.)

Femme B..., soixante-dix-neuf ans, *début* en février 1894.
Derniers renseignements, à la date du 4 décembre 1901.

Le maxillaire inférieur est toujours atteint, suppuration et abcès de temps en temps autour de la gencive sans tuméfaction très notable de l'os. Plus gros cependant que du côté opposé, mais sans que cela soit apparent à l'extérieur. État général excellent. Ne se soigne plus depuis longtemps. Refuse toute intervention chirurgicale. La lésion est strictement limitée à l'os.

Forme sus-hyoïdienne droite.

OBSERVATION XI

(Dr Meunier de Tours. Lue à l'Académie de médecine en mars 1893
p. 108 du *Traité* de MM. Poncet et Bérard.

P..., quarante-deux ans né à Issoudun, habite Tours depuis neuf ans où il exerce la profession de mécanicien à la Compagnie d'Orléans.

Début en septembre 1892 par un gonflement du cou. Tuméfaction s'étend jusqu'à la clavicule et en dedans déborde la ligne médiane.

Traitement ioduré pendant quinze jours : 2 grammes par jour. Amélioration.

Récidive le 11 novembre : Tumeur arrondie siégeant entre les deux chefs du sterno-mastoïdien et la fourchette sternale.

Incision de cette tumeur, donne issue à un liquide visqueux *ponctué de petits grains blanc jaunâtre*. L'examen microscopique décèle la *présence de l'actinomyces*. Reprise de l'iodure du 11 au 15 décembre.

Renseignements recueillis auprès du médecin traitant, le Dr Meunier de Tours le 4 décembre 1901.

Le malade a présenté pendant trois mois des lésions superficielles de la peau ; aujourd'hui il est *complètement guéri*, la guérison remonte à mars 1893. Jamais il n'y a eu récidive, il garde seulement au-devant du sternum et du thorax une cicatrice de 8 à 10 centimètres de long sur 2 de large.

Le malade habite Tours.

Forme péri-maxillaire droite, avec réaction périostique.

OBSERVATION XII

(Due à l'obligeance de M. le professeur agrégé Vallas,
p. 111, du *Traité* de MM. Poncet et Bérard.)

P... Nicolas, facteur à Saint-Sorlin (Ain), entre à l'Hôtel-Dieu de Lyon pour une affection inflammatoire chronique de la face.

Début par un abcès de la joue en face de la dent de sagesse cariée, extraite cinq mois avant l'entrée à l'hôpital. Trismus progressif sans phénomènes inflammatoires violents.

On ne trouve rien dans ses antécédents pour expliquer l'étiologie. Grosseur plaquée sur le maxillaire droit, au-dessus du buccinateur, douloureuse à la pression. Elle est incisée le 12 octobre. Cicatrisation le 25. Le 8 décembre, incision d'une autre grosseur, au niveau de l'arcade zygomatique. L'examen microscopique du pus décèle la présence d'actinomyces. Trismus. Traitement ioduré.

26 décembre. — Il se développe autour de la plaie un érysipèle typique à la suite duquel les symptômes locaux et fonctionnels diminuent ; dans le cours de janvier, le trismus s'exagère, puis rétrocède ; le malade sort amélioré en février 1897.

D'après les renseignements recueillis auprès du médecin traitant du malade : M. le Dr Francopoulo, de Saint-Michel-de-Maurienne (Savoie) et du malade, le 22 novembre 1901, sa santé actuelle est bonne. Il n'éprouve pas de gêne lors de la mastication ou de la déglutition.

Sa joue est bien cicatrisée. Seulement, par les temps humides, il lui survient dans la joue un petit gonflement qui occasionne du trismus, puis, il se produit une fistule qui donne un peu de pus. Mais, s'il a soin de se remettre au traitement ioduré lorsqu'il ressent ce malaise, tous les accidents énumérés disparaissent de suite. Pendant les chaleurs, il n'éprouve absolument rien.

Le malade habite Saint-Sorlin (Ain).

Forme cervicale large. Large plastron d'induration. Traitement mixte, chirurgical et ioduré.

OBSERVATION XIII

(Dr Meunier de Tours, citée dans le *Traité clinique* de l'actinomycose de MM. les professeurs Poncet et Bérard p. 116.)

C..,. cinquante-neuf ans, employé à la voie du chemin de fer, à Tours.

Début en novembre 1893, à la région cervicale gauche à la suite d'un abcès dentaire très doulonreux.

Abcès successifs de la gorge, d'octobre à novembre 1893, à la date du 22 novembre.

Traitement ioduré : 3 grammes par jour, pendant trois semaines. Le *Diagnostic d'actinomycose* avait été confirmé par la *présence de grains jaunes*.

12 décembre. — Suspension de l'iodure.

18 décembre. — Reprise de l'iodure de potassium.

Ouverture des abcès, badigeonnages avec eau phéniquée au 1/20.

21 janvier. — Tous les abcès sont guéris. La tuméfaction et l'induration ont complètement disparu.

Bon état général. Le malade a gagné 4 kilogrammes depuis un mois. A cette date, reprise du travail, pendant quinze jours, il prend de l'iodure de potassium : 1 gramme *pro die*.

D'après les derniers renseignements recueillis le 4 décembre 1901, auprès du Dr Meunier, il résulte que :

C..., a vu sa guérison se maintenir parfaite.

Elle est entièrement due à l'iodure, car jamais il n'a été fait d'incision, curetage ou grattage.

Le malade habite Tours.

Forme temporo-maxillaire gauche.

OBSERVATION XIV

(Communiquée par M. le Dr Reboul à l'Académie de médecine le 20 octobre 1896, p. 132 du *Traitement clinique* de MM. Poncet et Bérard.)

G... Pierre, habitant les environs de Jonquières, huit ans.

Début en 1894, par tumeur siégeant au niveau de la région temporo-maxillaire gauche. Quand cette affection est apparue, l'enfant qui habitait dans un pays bas, humide et marécageux, avait l'habitude d'aller s'amuser dans une ferme voisine où deux bœufs paraissaient être morts d'actinomycose.

Consultation en janvier 1896.

A cette époque, la tumeur, dure et lisse fait corps avec le maxillaire inférieur et la partie inférieure de la région temporale. Sous l'angle du maxillaire existait une petite fistule qui donnait lieu, au dire de la mère à un écoulement intermittent de sang contenant de petits grumeaux comme de la semoule.

Le diagnostic d'actinomycose fut porté par M. le Dr Reboul et l'enfant opéré le 8 février avec l'aide de M. le Dr Lafon. Une tumeur du volume et de la forme d'une amande, siégeant sur la face externe du maxillaire, fut enlevée.

Résection partielle du maxillaire et mise à nu de plusieurs foyers contenant de nombreux grains d'actinomycose.

Dans la suite, injections intra-osseuses avec la solution iodo-iodurée de Gram.

Résultats éloignés, 25 décembre 1901. — Dus à l'obligeance du médecin traitant du malade, M. le Dr Reboul.

G... Pierre est en parfaite santé ; il n'a jamais eu de récidive locale ; aucune douleur, aucune autre localisation ; l'état général est excellent.

G .. Pierre habite les environs de Jonquières.

Actinomycose du maxillaire inférieur et de la région sous-maxillaire gauche.

(Guermonprez et Bécue. *Traité clinique de l'actinomycose*, page 137.)

OBSERVATION XV

Forme térébrante centrale.

Nestor D..., vingt-deux ans, garçon d'écurie à Saint-Sylvestre-Cappel (Nord), soigne en même temps les vaches laitières.

Début en août 1891 : Il se blesse à la gencive, en bas, en arrière et à gauche en mâchonnant un fragment de paille de blé.

En ce point, se forme une tumeur qui s'ouvre en novembre, en donnant issue à une petite quantité de pus.

M. le Dr Poupart, père, de Saint-Sylvestre, pratique un débridement qui n'apporte qu'un court soulagement.

Pansement avec pommade iodurée.

16 janvier 1892. — M. le Dr Guermonprez pratique une deuxième intervention.

Excision des portions décollées de la peau, curetage des fongosités sous-jacentes et cautérisation au thermo-cautère.

24 janvier 1892. — Troisième intervention.

Ablation de la tumeur du maxillaire par une longue incision en L, embrassant l'angle du maxillaire ; le périoste est détaché à la rugine, et on fait sauter à la gouge des productions osseuses, périostiques, très dures qui épaississent l'angle du maxillaire.

Lavages au sublimé ; puis, après quelques jours, guérison définitive.

D'après les derniers renseignements dus à l'obligeance du Dr Poupart fils, et recueillis le 26 décembre 1901, la guérison de Nestor D... s'est maintenue complète.

Dès le jour de sa rentrée chez son père, en février 1892, le jeune homme n'a plus ressenti aucun malaise ni aucune difficulté pour manger ou déglutir.

L'iodure n'a été pris que pendant le séjour à la maison où il a été opéré.

Il n'y a jamais eu de récidive locale, ni fistule, ni suppuration consécutive à l'opération. Sauf la cicatrice opératoire, il ne reste plus rien aujourd'hui de cette affection.

Nestor D... habite Saint-Sylvestre-Cappel (Nord).

Forme polykystique du maxillaire inférieur.

OBSERVATION. XVI

(P. 142, du *Traité clinique de l'actinomycose*,
de MM. Poncet et Bérard.)

Mme X..., quarante-six ans, *début* en 1888 par douleurs, tuméfaction et trismus. De 1888 à octobre 1895, évolution d'une tumeur siégeant sur le côté droit de la face, dans la région maxillaire. La constatation de grains jaunes, jointe à l'existence de nombreuses fistulettes et du trismus précoce, fit penser à l'actinomycose. Le 15 septembre 1895, institution du traitement ioduré, à la dose moyenne de 2 gr. 50 par jour. En mai 1896, on pratiqua l'ouverture d'une masse kystique, composée d'une douzaine de poches remplies, les unes d'un liquide opalin, gélatineux, les autres d'un sang noirâtre.

Les derniers kystes ouverts contenaient seuls les grains jaunes caractéristiques.

La masse kystique était contenue dans une coque ostéo-fibreuse, formée aux dépens des couches externes du maxillaire et la branche montante du maxillaire, dilatée dans sa totalité, formait un vaste kyste uniloculaire à parois lisses, remplies d'un liquide hématique noir, filant. A la fin de 1896, la guérison est complète avec retour des fonctions de la mâchoire à l'état normal et déformation extérieure réduite au maximum.

Nous apprenons, au commencement de janvier 1902, que cette malade n'est pas guérie, qu'un gonflement, entre autres signes, de l'apophyse coronoïde, laisse supposer l'existence de nouveaux kystes.

Cette observation a fait l'objet d'une publication de MM. Poncet et Ducor, *Lyon médical*, juillet 1896 et *Gazette des Hôpitaux* (avril 1896). La photographie est reproduite dans la deuxième édition du *Traité de chirurgie de Duplay et Reclus* (t. II, p. 900, fig. 328, 329, 330).

Actinomycose néoplasique à forme kystique du maxillaire inférieur.

OBSERVATION XVII

(Malade du Dr Legrain, de Bougie, publiée avec] photographie, dans les *Archives de parasitologie*, Paris, 1898, et dans le *Traité clinique de l'actinomycose humaine* de MM. Poncet et Bérard, p. 147.)

Jeune femme Kabyle de vingt-cinq ans, habitant les environs de Bougie. L'affection aurait débuté vers la fin de 1892, par une petite ulcération, située dans le sillon gingivo-labial, au niveau des incisives inférieures. En 1894, le maxillaire inférieur, lui-même dans sa position médiane, est très élargi et forme dans cette région une masse atteignant le volume d'un œuf de poule.

Nous apprenons, en décembre 1901, que la malade est morte, cinq ans après le début des accidents, de cachexie actinomyco-sique ; elle avait refusé toute intervention chirurgicale.

Forme cutanée localisée à la partie supérieure de la cuisse gauche.

(Nocard et Lucet, Académie de médecine 1888, citée p. 312 du *Traité clinique* de MM. Poncet et Bérard.)

Cette observation constitue le premier cas observé en France par MM. Nocard et Lucet en 1888.

J. C..., cafetier à Montargis, quarante-quatre ans.

Début au mois de mars 1887, à la suite d'un coup de pied de cheval reçu à la partie supérieure de la cuisse gauche.

A la fin de mai, il se forma dans cette région un abcès dont le pus évacué contenait des grumeaux blanchâtres, formés de touffes d'actinomyces.

Curetage après incision le 26 juillet 1887, par MM. les Drs Poirier et Miehlaski. Drainage.

Quelque temps après cette première opération se reformèrent plus bas plusieurs petits abcès qu'il fallut inciser; injections de solution phéniquée par les trajets fistuleux.

Iodure de potassium 2 à 3 grammes *pro die* pendant trois ans. Le malade est resté six mois sans se lever et la place a suppuré près de trois ans. La jambe est restée longtemps ankylosée, puis, peu à peu les mouvement ont reparu.

D'après les renseignements fournis le 17 novembre 1901 par le médecin traitant du malade, M le Dr Charmoy, il résulte que la guérison s'est maintenue parfaite.

Le malade se plaint seulement d'éprouver de temps à autre de violentes douleurs à l'estomac; il les attribue à l'usage longtemps prolongé de l'iodure.

J. C... habite Montargis.

Actinomycose de la joue et de la région massetérine gauche.

OBSERVATION XVIII

(Dr Guillemot, *Lyon médical.* 1896, p. 317,
du *Traité clinique* de MM. Poncet et Bérard.)

X..., vingt-huit ans, originaire de Majorque, fait le commerce des fruits du Midi.

Début de l'affection consécutif à une contusion de la joue en mai 1895.

Deux mois après, douleurs très vives et apparition d'une collection fluctuante au niveau de la joue et de la branche montante du maxillaire. La ponction amène l'expulsion de *grains jaunes*, et l'examen microscopique vient affirmer le diagnostic.

Iodure de potassium : 4 grammes *pro die*.

Disparition des douleurs. Récidive en 1897, après la cessation du traitement ioduré. Guérison en 1898.

D'après les divers renseignements dus à l'obligeance du médecin traitant du malade : M. le Dr Guillemot de Thiers, Puy-de-Dôme, à la date du 26 novembre 1901,

X... était resté guéri. Il était très bien portant il y a quatorze mois et se serait marié à Alais où il habite.

Actinomycose à forme néoplasique de la branche montante droite du maxillaire inférieur.

OBSERVATION XIX

(Malade du service de MM. les professeurs Vallas et Villard.)

Ce malade a été présenté et son observation communiquée à la Société des Sciences médicales par M. Piolet, interne du service, décembre 1900, *Province médicale*, 15 décembre 1900.

29 décembre 1900. — M. Vallas pratiqua la résection de la moitié droite du maxillaire inférieur. Suites simples.

La malade quitte l'Hôtel-Dieu complètement guérie au mois de mars. Huit mois après, décembre 1901 (date à laquelle nous avons eu des nouvelles de cette malade), la guérison s'était maintenue.

Malade de vingt sept ans, ne présente aucun antécédent morbide personnel ou héréditaire.

Début en juin 1897. — Elle tomba sur un bâton à extrémité aiguë, dont elle avait l'habitude de se servir pour toucher les vaches et se fit une plaie au niveau de la face externe des gencives supérieures droites ; la lèvre supérieure fut aussi écorchée et saigna abondamment.

Deux mois après, en octobre 1897, la malade s'aperçut que la joue et la région temporale droite étaient tuméfiées. Ce gonflement augmenta progressivement, et, en décembre, le Dr Berger d'Aime (Savoie), incisa un abcès situé dans la région temporale droite, à deux travers de doigt en arrière de l'apophyse orbitaire externe. On n'a pas remarqué qu'il y ait eu des *grains jaunes* dans ce pus.

En 1898, un abcès se forma et s'ouvrit spontanément.

Vers l'angle de la mâchoire, l'année dernière, une autre ouverture se fit vers le milieu du corps du maxillaire inférieur, à droite toujours. Pendant tout ce temps, persistance du trismus ; à aucun moment, elle ne ressentit de douleurs.

Entrée à l'Hôtel-Dieu de Lyon le 1er décembre 1900.

Opération le 27 décembre 1900.

Actinomycose du maxillaire supérieur gauche.

OBSERVATION XX

(Due à l'obligeance de M. le Dr Reboul, de Nîmes).

Mlle B... Rosa, seize ans, demeurant à Crespian (Gard), entre à l'Hôtel-Dieu de Nîmes, service de chirurgie du Dr Reboul, le 2 janvier 1899.

Début en mars 1898. — B... Rosa, ressentit une douleur sourde, mais continue dans le maxillaire supérieur gauche. Quelque temps après, sur la joue gauche, apparut une petite tumeur rouge. Le Dr Jalaguier de Sommières l'incisa ; il s'en écoula du sang et du pus.

Depuis lors, il persiste une fistule qui laisse suinter un peu de pus.

1er décembre 1898. — M. le Dr Jalaguier adresse cette malade au Dr J. Reboul.

B... Rosa, présente sur la joue gauche, immédiatement au-dessous et en avant du malaire, une fistule située sur une petite tuméfaction rouge.

8 décembre. — Prescription du traitement ioduré : 2 grammes par jour.

2 janvier 1899. — Mlle Rosa entre à l'Hôtel-Dieu de Nîmes. Iodure de potassium : 4 grammes par jour.

3 février. — Opération. — Anesthésie au chloroforme ; aprè

l'incision des téguments, suivant une ligne parallèle au canal de Sténon, on pénètre rapidement dans une cavité anfractueuse à plusieurs loges, fournie aux dépens du maxillaire supérieur et de l'os malaire.

Cette cavité est dépouillée à la curette des fongosités et du pus qu'elle contenait ; les fongosités retirées contiennent des *grains jaunes* reconnus pour des grains d'actinomyces très nets à l'examen microscopique.

Drainage avec des drains entourés de gaze imbibée de naphtol camphré iodé.

Iodure de potassium, 2 à 4 grammes par jour.

Sortie de l'Hôtel-Dieu, 29 mars 1899.

La tuméfaction de la joue gauche a disparu et la fistule est fermée.

Prescription. — Iodure de potassium : 2 grammes par jour avec des repos de dix jours jours par mois.

En janvier 1900, la guérison persiste.

Résultats éloignés. — A la date du 25 décembre 1901, la fistule est tarie et il n'y a pas eu de récidive.

Pas de nouvelle localisation, bon état général.

Forme temporo-maxillaire droite.

OBSERVATION XXI

(Due à l'obligeance de M. le professeur Poncet.)

S... Barthélemy, cinquante et un ans.

Revendeur à Lyon.

Début en novembre 1892 ; empâtement et tuméfaction de la région temporo-maxillaire. Abcès et fistules consécutives.

Entrée à l'Hôtel-Dieu de Lyon le 5 janvier 1893.

Curetage des trajets fistuleux le 23 janvier ; ces derniers donnent issue à des *grains jaunes*, et l'examen microscopique vient confirmer le diagnostic porté d'actinomycose.

Traitement ioduré. Iodure de potassium : 3 grammes par jour. Léger trismus. Pas de ganglions.

Sorti de l'hôpital le 17 février 1893.

Le *27 décembre 1901*, nous avons été voir le malade et recueilli les renseignements suivants :

Depuis son départ de l'Hôtel-Dieu, il s'est toujours bien porté et n'a jamais eu de récidive. Tout trismus a disparu et les mouvements provoqués par la mastication et la déglutition ne sont nullement douloureux.

S... Barthélemy habite rue Neuve-des-Charpennes, à Lyon.

Forme maxillaire supérieur droit.

OBSERVATION XXII (inédite).

(Due à l'obligeance du Dr Santiard de Nolay (Côte-d'Or).

Femme R..., quarante-deux ans.

La malade fut d'abord considérée par le Dr Santiard comme atteinte d'empyème du sinus maxillaire.

Le Dr Lagoutte du Creusot, à qui l'avait envoyée le Dr Santiard, porta le diagnostic d'actinomycose. Il pratiqua une ponction ; le liquide retiré contenait *des grains jaunes* et il institua de suite le traitement ioduré.

Actuellement, 29 novembre 1901, il persiste à l'endroit de la ponction, un léger suintement. La malade a cessé tout traitement ; elle est en assez bon état ; la région sous-maxillaire droite est encore légèrement tuméfiée ; elle l'a été beaucoup plus pendant quelques jours, à la fin d'octobre dernier. Il n'y a plus d'écoulement par l'orifice de la ponction, mais, le long du raphé médian du voile du palais, à droite, on sent un léger soulèvement de la muqueuse donnant au doigt la sensation d'éponge un peu résistante. De temps en temps, il y aurait un léger suintement par cet endroit. L'état général est assez satisfaisant, mais la malade dit avoir, à une vingtaine de jours d'intervalle, des crises douloureuses, dont le point de départ s'effectue dans la région du voile du palais, s'irradiant dans toute la face, très douloureuses, avec exacerbation nocturne. Cette malade a souffert toute sa jeunesse de névralgies dentaires très violentes.

Elle habite le Creuzot et Changey (Saône-et-Loire).

Forme temporo-maxillaire gauche.

OBSERVATION XXIII

(Dr Frèche, de Bordeaux.)

G... M..., quarante-cinq ans.

Début de l'affection en juillet 1898, a été complètement guéri sans curetage par le simple traitement ioduré à la date du 15 janvier 1899.

Les derniers renseignements du 20 novembre 1901 nous apprennent que la guérison s'est maintenue parfaite depuis cette époque et qu'il n'y a jamais eu de récidive.

Forme sous-maxillaire gauche.

OBSERVATION XXIV

(Dubreuilh et Frèche, Bordeaux, *Annales de dermatologie*, 3e série, t. VI.)

M. A..., quarante-huit ans, employé de bureau.

Début. — En octobre 1894, par une tuméfaction de la région parotidienne gauche qui gagna la région sous-maxillaire : deux trajets fistuleux s'établissent, l'un : au niveau d'une incision faite à l'angle du maxillaire inférieur, l'autre : au niveau de la corne de l'os hyoïde. Le traitement est institué le 15 janvier 1895 : Iodure de potassium : 3 grammes *pro die* et, après l'apparition de plusieurs abcès actinomycosiques qui furent ouverts et lavés, la guérison survint complète (août 1895).

D'après *les renseignements* dus à l'obligeance de M. le Dr Frèche, de Bordeaux, et recueillis le 20 novembre 1901, la guérison s'est maintenue parfaite depuis 1895 ; le malade n'a été soumis qu'au traitement ioduré et il n'y a jamais eu de récidive.

Forme péri-maxillaire.

OBSERVATION XXV

(Due à l'obligeance de M. le Dr Pochon, de Paris,
22 décembre 1901.)

Antécédents. — Le sujet de l'observation suivante appartient à la classe aisée de la société parisienne. Aucune tare syphilitique ou autre; le malade est un arthritique, très sujet aux amygdalites et aux laryngites. Soixante-cinq ans.

Début. — La maladie débuta ici par une contracture de la mâchoire, apparue subitement, invincible et sans la moindre rémission, accompagnée d'une légère douleur au niveau de l'articulation temporo-maxillaire droite.

Quelques jours plus tard, se manifeste un état de grande fatigue avec inappétence qui persista et s'accompagna bientôt de troubles de déglutition.

Marche de la maladie. — 16 juin 1898. — Nous vîmes le malade pour la première fois, le 16 juin 1898; il était très abattu, se plaignait d'une douleur vague dans la région temporo-maxillaire droite; l'examen de la gorge, difficile à cause du trismus qui ne laissait pas 1 centimètre d'écartement entre les incisives supérieures et inférieures, permettait de constater un gonflement très accentué du voile du palais et de l'œdème de la luette; les amygdales, surtout la droite, étaient refoulées en dehors de leur loge et présentaient un dépôt pultacé peu abondant.

Aucun gonflement extérieur, pas de rougeur, pas d'engorgement ganglionnaire.

19 juin. — Trois jours après, apparut brusquement une tuméfaction occupant toute l'étendue de la région massétérine, indolore, sans rougeur, dure au toucher, ne débordant pas en arrière la branche maxillaire.

Cette tumeur se développa progressivement en épaisseur et prit la forme d'un cône dont le sommet répondait à la peau, au milieu de la branche montante du maxillaire.

5 juillet. — Aucune modification appréciable. Il se produit alors une poussée inflammatoire qui amène le gonflement subit de la tuméfaction; celle-ci envahit la région parotidienne et s'étend en bas aux parties supérieures du cou.

En même temps, le gonflement de l'arrière-gorge a augmenté, et le doigt introduit dans la bouche perçoit une masse dure remontant le long du pharynx jusqu'aux apophyses ptérygoïdes.

L'état général est mauvais. Grande lassitude, insomnies et inappétence. Urines normales. Pas de fièvre.

22 juillet. — Après avoir suivi la marche normale d'un abcès en formation, la tumeur présente une fluctuation très nette en arrière de l'angle de la mâchoire.

26 juillet. — Ouverture spontanée de l'abcès au point fluctuant. Le pus est épais, filant, jaune clair et contient de nombreux grains jaune soufre. Examinés au microscope, ils se présentent formés d'un épais enchevêtrement mycélien rayonné; dans l'axe des rayonnements, se trouvent de nombreux renflements massués ou fusiformes. L'orifice de l'abcès forme un cratère à bords irréguliers, blanc grisâtre, situé au sommet d'un bourgeon fongueux. Un stylet pénètre à 6 centimètres environ, mais ne rencontre que des parties molles.

Le diagnostic d'actinomycose étant évident, nous prescrivons la médication de l'iodure de potassium; d'abord mal tolérée, elle fut bientôt acceptée au point que le malade prit jusqu'à 5 grammes d'iodure par jour, sans être sérieusement incommodé.

Les pansements quotidiens, compresses boriquées et vaselinées, stérilisées, iodurées, furent faits avec le plus grand soin pour empêcher une inoculation secondaire.

Dans l'espace de trois mois, plusieurs abcès s'ouvrirent ainsi, formant un orifice fistuleux. Ces orifices, au nombre de onze, occupèrent l'espace compris entre l'angle de la mâchoire et la saillie de la pommette. Le dernier apparut le 17 octobre.

27 septembre 1898. — Un abcès s'ouvrit au-dessus de la loge amygdalienne droite. Le point fistuleux persista pendant quelques jours seulement et disparut.

20 octobre. — Visite de M. Poncet (pronostic favorable).

En effet :

A la fin d'octobre, tous les orifices fistuleux étaient fermés. La rougeur de la joue disparut elle-même peu à peu, de même que l'induration. Le trismus s'atténua aussi progressivement.

L'iodure de potassium fut continué par périodes de quinze jours avec quinze jours de repos ; le malade commençait par de petites doses (20 centigrammes), pour monter rapidement à 4 ou 5 grammes par jour.

Terminaison. — La médication ne fut interrompue qu'en mars 1899, huit mois après le début des accidents.

Depuis, nous avons souvent revu notre malade qui ne s'est jamais ressenti du moindre malaise.

La restauration de la région atteinte est telle qu'il est impossible actuellement de retrouver la trace de la lésion.

C'est une des rares observations où l'iodure a seul amené la guérison qui est absolument certaine et définitive.

Le malade dont il s'agit est vivant, bien portant et n'a jamais eu de récidive.

Forme sous-maxillaire

OBSERVATION XXVI.

(Due à l'obligeance de M. le Dr Charmoy, de Courtenay, Loiret).

F..., cultivateur à Saint-Hilaire-Andrésis, cinquante-sept ans.

Vient voir le Dr Charmoy, le 1er avril 1897, mais souffrait déjà depuis trois semaines d'un engorgement sous-maxillaire.

Le mal a revêtu chez lui la forme d'un adéno-phlegmon sous-maxillaire droit.

Première incision, le 9 avril : semblant de guérison ;

Deuxième incision, le 6 juin : semblant de guérison ;

Troisième incision, le 6 août. A cette date, on fait suivre le traitement ioduré. Iodure de potassium: 3 grammes *pro die* avec des intermittences.

Guérison en six semaines avec ce seul traitement. Ce cas s'est présenté sous la forme primitive d'un adéno-phlegmon sous-maxillaire droit ; a récédivé sous forme d'abcès froid presternal et a guéri.

D'après les renseignements dus à l'obligeance de M. le docteur Charmoy de Courtenay (Loiret), et recueillis le 17 novembre 1900, F.. est resté parfaitement guéri depuis cette époque.

F..., habite Saint-Hilaire-Andrésis, canton de Courtenay.

Forme temporo-maxillaire droite

OBSERVATION XXVII (inédite).

(Due à l'obligeance du Dr Charmoy).

Tr.., cultivateur, trente-quatre ans, cultivateur aux Marinières.

Début en juin 1898 par un noyau induré sous la branche horizontale du maxillaire droit. Avulsion de dents cariées.

1er juin. — Le malade revient le 16 juin, présentant sur la joue droite une tuméfaction en nappe, rouge, violacée, indolore, descendant sous le maxillaire qu'elle enchasse. A la partie médiane, ulcération avec trajets fistuleux dont l'un remonte jusque derrière l'oreille ; un autre descend au-devant du cou et s'ouvrira spontanément au creux sus-sternal. Injections de teinture d'iode et d'éther iodoformé inefficaces.

Au bout d'un mois, le docteur Charmoy prescrit le traitement ioduré : 2 grammes *pro die.* Amélioration au bout de quinze jours et guérison après cinq semaines de ce traitement. Chez ce malade, on n'a jamais pu trouver de grains jaunes.

Le diagnostic clinique était bien actinomycose, et l'iodure, en quelques semaines, amena la guérison que de multiples essais médicaux et même chirurgicaux thérapeutiques n'avaient jamais pu produire.

D'après les derniers renseignements, 17 novembre 1901, Tr.., vit toujours et n'a rien remarqué d'anormal depuis cette époque.

Il habite aux Marinières, commune de Nerlin, canton de Saint-Julien-du-Sault (Yonne).

Forme cervico-parotidienne droite.

OBSERVATIONS XXVIII, XXIX et XXX

(Due à l'obligeance de M. le professeur Weiss, de Nancy).
(*Revue médicale* de l'Est, 1896).

X..., vingt-cinq ans, sans antécédent pathologique.

Tuméfaction cervico-parotidienne droite, à début brusque, ayant eu une évolution fistuleuse en plusieurs endroits, avec les signes de l'actinomycose cervico-faciale : Intensité des douleurs.

Trismus, gonflement à siège spécial, intégrité du squelette primitive.

Curetage, iodure de potassium : 3 grammes *pro die* et pansement à l'iodoforme.

En six semaines environ, tous les trajets fistuleux qui duraient depuis quatre mois étaient fermés ; en même temps, la santé générale, qui était notablement altérée, était devenue meilleure.

Revu un an après, le malade était resté guéri.

Tels sont les renseignements qu'a bien voulu nous faire parvenir M. le Dr Weiss à la date du 5 décembre 1901.

Le docteur Weiss nous a également signalé deux autres cas d'actinomycose qu'il avait revus aussi un an après et qui étaient restés guéris.

Voici l'observation brièvement résumée *du 1er cas* :

Femme de quarante ans qui, par suite de sa profession, maniait constamment de la paille, sans avoir cependant l'habitude d'en mâchonner quelques brins.

Début dans la région parotidienne droite, avec extension rapide à la région auriculaire postérieure.

Trismus très accusé et douleurs très vives. Incision de la collection manifestement fluctuante.

Trois semaines après, nouvelle collection dans la fosse temporale profonde. L'incision de la collection conduit sur un os temporal dénudé. La cicatrisation se fit très rapidement, mais un nouvel abcès survint encore dans la région occipitale, siégeant au-dessous des muscles profonds ; ici encore la cicatrisation consécutive à l'ouverture se fit sans nécrose. Quelque temps après, nouvel abcès dans la fosse temporale du côté opposé. Persistance du trismus. Bref, cette femme eut, pendant près d'un an, des abcès périmaxillaires et cervicaux. A cette date, elle fut soumise au traitement ioduré. Depuis, il n'est survenu aucun nouvel abcès et la malade paraît guérie ; il reste seulement chez elle un rétrécissement des voies lacrymales qui pourrait bien être dû à un foyer actinomycosique du canal nasal, car il existe encore un certain gonflement sur le trajet de celui-ci.

Voici maintenant l'observation du *second cas : (Société de médecine de Nancy*, mars et avril 1896). Jeune homme, vingt-deux ans, habitant les environs de Nancy. qui avait l'habitude de mâcher constamment du blé avarié et qui a présenté dans la région du maxillaire inférieur, du côté droit, une série d'abcès d'où se sont écoulés les grains jaunes contenant l'actinomyces. Ce malade a été guéri par le grattage des abcès fistuleux et l'usage interne de l'iodure de potassium. Nous avons eu de ses nouvelles en novembre 1901, il n'a jamais eu de récidive et est resté parfaitement guéri.

Forme jugale.

OBSERVATION XXXI

(Due à l'obligeance de M. le Dr Gaucher, de Paris, *Bulletin de la Société médicale des Hôpitaux de Paris*, 26 avril 1901.)

Actinomycose de la joue par inoculation cutanée chez une bouchère. Prescription : iodure de potassium et badigeonnages iodés. Début en novembre 1900. Sortie de l'hôpital en janvier 1901 très améliorée ; malgré toutes nos recherches cette malade n'a pu être retrouvée.

Actinomycose du maxillaire supérieur droit. Guérison.

OBSERVATION XXXII

(Due à l'obligeance du Dr Wassilieff.)

Homme de trente-huit ans, des environs de Saint-Etienne, vu en août 1898.

Il y a un an, suppuration de la gencive supérieure droite, chute spontanée d'une dent; trois mois après, chute de deux dents et suppuration abondante. Le médecin du pays retira un petit séquestre. Un mois après douleurs vives dans la mâchoires; ouverture d'un « abcès », mais il ne sortit que du sang, puis, suintement « comme de l'eau sale ». Tuméfaction progressive, rougeur de la peau, orifice dans la fosse canine.

Curetage et état stationnaire consécutif.

Il y a six mois, tuméfaction de la voûte palatine, nouvelle incision, liquide séreux et légère amélioration.

Reprise des accidents du côté de la joue et du palais. On pensa à la syphilis et donna 2 grammes d'iodure de potassium par jour. Amélioration assez rapide et se maintenant trois semaines, puis nouvelle poussée. Le malade cessa tout traitement et c'est alors que je le vis. Je trouvai une tuméfaction de la voûte palatine et de la région canine avec fistules dans lesquelles le stylet pénètre profondément et ramène des grains jaunes. A l'examen histologique, actinomycose.

Injections de teinture d'iode, iodure de potassium jusqu'à 10 grammes par jour.

Guérison en sept semaines.

Actinomycose du creux sus-claviculaire gauche.

OBSERVATION XXXIII

(Due à l'obligeance du Dr Wassilieff.)

Homme de trente ans, abcès, resté fistuleux, de la région sous-maxillaire.

Deux mois après, deuxième abcès ligneux sous-cutané, sur le

bord du sterno-mastoïdien, écoulement de sérosité louche, pas de diminution de l'œdème, fistule, puis deuxième orifice.

Trois mois après, abcès de la région sus-claviculaire, fistules multiples, pus séreux et grains jaunes, dans lesquelles le microscope montra la présence de l'actinomyces.

Curetage, teinture d'iode, iodure de potassium.

Guérison.

Trois mois après, récidive et nouvelle guérison qui s'est maintenue. Le malade a pris de l'iodure pendant six mois d'une façon continue.

Actinomycose du maxillaire inférieur.

OBSERVATION XXXIV

(Due à l'obligeance de M. le Dr Guinard de Paris,
Bull. de la Soc. de chir, de 1900, p. 176.)

M... Eugénie, vingt-trois ans, demeurant au Plessier sur Saint-Just-en-Chaussée (Oise).

Début en septembre 1899, par des abcès sous-angulo-maxillaires attribués à de la périostite dentaire.

Cette région est le siège d'un œdème dur diffus, remontant du côté de l'arcade zygomatique. De plus, en pressant sur la masse, on fait sourdre un peu de pus grisâtre contenant des grains jaune soufre où *l'examen microscopique révèle la présence d'actinomyces*.

La malade fabrique des brosses à dents : on lui donne à l'atelier des paquets de soie de porcs qu'elle emporte chez elle et lave dans de l'eau de savon sans les brosser. Elle en prend un petit paquet entre les dents et les introduit par petits faisceaux dans les trous de la plaque. Il paraît bien vraisemblable que l'inoculation a dû se faire par une dent cariée, car c'est là que la suppuration s'est montrée tout d'abord et on peut admettre que c'est la soie du porc qui a été cause de l'infection.

Derniers résultats recueillis auprès du médecin traitant du malade, M. le Dr Guinard, le 20 novembre 1901. La malade est complètement guérie des fistules ; de temps à autre seulement, elle a présenté quelques petits abcès, mais n'a jamais eu de récidive. M. Guinard ne lui a pas donné d'iodure, mais de *la levure de bière* : 4 cuillérées à café par jour de levure fraîche.

Forme temporo-maxillaire gauche.

OBSERVATION XXXV

(Due à l'obligeance de M. le Dr Evesque, à La Motte-Chalancon Drôme.)

D..., Eugène, vingt et un ans, cultivateur, à Remuzat, Drôme.

Séjour à l'Hôtel-Dieu de Lyon, salle Saint-Philippe, du 10 janvier au 21 février 1898.

Curetage et iodure, 3 grammes par jour.

Examen *microscopique* confirme le diagnostic.

Derniers renseignements, 21 novembre 1901, recueillis auprès du médecin traitant du malade, M. le Dr Evesque :

Le malade est vivant; il est en très bon étant de santé et aucune récidive ne s'est produite.

Il n'a ni fistule, ni gêne de la déglutition ou de la mastication.

La guérison est parfaite.

D... habite Remuzat (Drôme).

Forme temporo-maxillaire gauche.

OBSERVATION XXXVI

(Due à l'obligeance du Dr Fiessinger, à Saint-Claude, Jura.)

P..., trente et un ans, employé au P.-L.-M., originaire de la Savoie.

Curetage des trajets fistuleux à Lyon en 1895.

Début en 1892.

Derniers renseignements recueillis auprès du médecin traitant le 24 novembre 1901.

A la suite de son opération, il lui était resté une haute et large cicatrice occupant l'angle du maxillaire gauche et descendant vers le cou.

De temps à autre, de petits foyers de suppuration se réveillaient, de la douleur et du gonflement se produisaient.

Prescriptions à ce moment :

Iodure de potassium : 4 à 5 grammes par jour et, au bout de detrois semaines, tout rentrait dans l'ordre.

Environ tous les trois mois, le malade se soumettait pendant une vingtaine de jours à ce régime ioduré à haute dose. Il est parti très amélioré au commencement de 1900 et il a été impossible de le retrouver.

Forme cervicale droite.

OBSERVATION XXXVII

(Due à l'obligeance de M. le Pr Poncet.)

Gr..., Jules, trente-trois ans, au Teil (Ardèche), conducteur de trains.

Début de la maladie en août 1895.

Opération en septembre 1895.

Curetage des trajets fistuleux laissant s'échapper des grains jaunes.

Sortie de l'hôpital en novembre 1895.

D'après les *renseignements* recueillis auprès du malade à la date du 30 novembre 1901, il résulte que :

La plaie a été cicatrisée au bout d'un mois après l'opération, elle n'a jamais présenté aucune fistule.

L'état général est bon.

Pas de récidive, pas de trismus, pas de gêne dans la mastication et la déglutition.

Guérison parfaite.

Le malade habite au Teil (Ardèche).

Forme périmaxillaire droite.

OBSERVATION XXXVIII

(Due à l'obligeance de M. le professeur Poncet.)

Marie-Louise B..., trente ans, de Longefoy (Savoie).

Début de la maladie, en mai 1897.

Date d'entrée à l'hôpital, le 1er décembre 1900.

Date de sortie en avril 1901.

Le diagnostic d'actinomycose avait été confirmé par *la présence de grains jaunes* visibles à l'œil nu et au microscope.

D'après les renseignements recueillis le 28 novembre 1901, auprès de la malade Mme B... il résulte qu'elle est complètement et parfaitement guérie.

Depuis l'opération, toutes les fistules se sont cicatrisées et les maux de tête ont complètement cessé.

L'induration de sa joue droite a disparu ; la plaie est bien cicatrisée ; pas de trismus, pas de gêne dans la mastication et la déglutition.

Une autre lettre de la malade reçue le 24 décembre 1901 nous donne les renseignements complémentaires suivants :

Pendant deux ans, de 1899 à 1901, la malade a eu des abcès et des fistules.

Elle a été soumise au traitement ioduré pendant cinq semaines 3 grammes *pro die ;* dans la suite, elle a dû cesser ce traitement qui lui occasionnait de violentes douleurs d'estomac. La malade ajoute qu'elle est très bien guérie mais que, après une exposition un peu prolongée au froid, ils survient un petit gonflement au niveau de la région primitivement atteinte; elle a cessé toute médication iodurée.

Marie-Louise B..., habite Longefoy, par Ayme (Savoie).

Forme temporo-maxillaire gauche.

OBSERVATION XXXIX

(Due à l'obligeance de M. le médecin-major de 1re classe Batut, Répétiteur à l'Ecole de Santé militaire.)

Xavier B..., vingt-cinq ans, voiturier à Veauche (Loire).

Antécédents héréditaires et personnels nuls.

Début de l'affection en mai 1899.

Le malade souffrait d'une dent carriée (dent de sagesse du

maxillaire supérieur, côté gauche). Abcès sur la gencive correspondant à la dent cariée. Ouverture de l'abcès et extraction de la dent.

Séjour à l'hôpital de Villemanzy, du 8 juin au 2 juillet dernier.

Entrée à l'hôpital militaire Desgenettes de Lyon, le 6 octobre 1899, deuxième division de blessés, salle 33, lit 10, dans le service de M. le médecin major Marcus.

Première intervention, 13 octobre 1899, par M. le médecin-major Marcus.

Deux incisions en V au niveau du masséter et une troisième au niveau de l'angle du maxillaire inférieur. *Découverte de grains jaunes* dans le liquide retiré de la ponction et l'examen microscopique vient confirmer le diagnostic.

Adhérence de la peau à l'os au niveau des adhérences fibreuses des cicatrices.

Deuxième intervention le 9 novembre 1899, par M. le médecin-major Marcus.

Incision verticale sur le bord antérieur de la région parotidienne ouvrant un foyer douteux resté après l'opération du 13 octobre. Application de teinture d'iode sur la plaie et pansements iodoformés. Iodure de potassium à l'intérieur, d'abord : 2 grammes, puis porté progressivement à 6 grammes par jour.

Troisième intervention le 18 janvier 1900, par M. le médecin-major de 1re classe, Batut :

Deux incisions en T : une première verticale parallèlement à la branche montante du maxillaire inférieur et une deuxième horizontale filant vers l'oreille.

On arrive ainsi sur un tissu lardacé. L'os est épaissi à ce niveau : il existe un trajet profond postérieur allant jusqu'à la branche montante Curetage. Pansement sec. Badigeonnage à la teinture d'iode. Dans la suite, on applique plusieurs pansements à la poudre : talc, bismuth, oxyde de zinc.

6 février 1899. — La cicatrisations et complète. L'iodure de potassium est donné à raison de 2 grammes par jour.

25 février. — Injection de teinture d'iode par le trajet fistu-

leux. Très considérable épaississement de l'angle et de la branche montante du maxillaire inférieur.

21 mars. — La guérison est complète.

D'après les derniers renseignements recueillis auprès du malade le 24 décembre 1901, ce dernier dit avoir eu une récidive locale en novembre 1900.

Depuis, il s'est formé de nombreux abcès et des fistules qui n'ont cessé de suppurer.

Il a du trismus et les mouvements provoqués par la mastication et la déglutition sont très douloureux. B.... Xavier, habite Veauche (Loire).

Forme jugale et sous-maxillaire droite.

OBSERVATION XL

(Due à l'obligeance de M. le Dr Antipas, chirurgien de l'Hôpital Saint-Georges à Constantinople, n° 10 du *Lyon médical*, 1901, p. 368.)

M... Sp.., soixante-quatre ans, menuisier, originaire de l'île de Siphnos (Grèce) habitant Constantinople.

Examen le 4 juin 1900, à la consultation du Dr Antipas, au dispensaire de Philoptochos, pour affection de la face et du cou.

Début à la joue six mois avant : le malade avait l'habitude de mâchonner un morceau de bois résineux pour calmer ses odontalgies. La joue droite et la région sous-maxillaire sont le siège d'un œdème dur et irrégulier avec bosselures et empâtement criblé de cicatrices et de fistules. La région sus-hyoïdienne latérale présente une grosse tuméfaction à base dure, étendue, inflammatoire, fluctuante. Trismus, pas d'adénite.

Le contrôle du diagnostic d'actinomycose est fait au microscope par M. Gabrielidès oculiste et chef du laboratoire de l'Hôpital français et par le professeur Nicolle. Le pus contenait de nombreux corpuscules jaunes et des *myceliums d'actinomyces*.

Ouverture des différents abcès et fistules. Curetage. Pansement au sublimé.

Iodure de potassium : 4 à 6 grammes *pro die*. Amélioration notable. Réapparition de nouveaux abcès sur différents points de la région affectée à la fin de novembre. On lui ouvrit quatre à cinq abcès dont le plus volumineux siégeait dans la fosse temporale. Le tarissement et la cicatrisation de quelques abcès et fistules furent complets, tandis que la guérison d'autres se faisait encore attendre, malgré le traitement chirurgical et iodure de potassium à haute dose.

Amélioration manifeste. Le trismus avait beaucoup diminué. Tel est le résumé de l'histoire de l'actinomycose humaine en Turquie où elle est extrêmement rare.

D'après les renseignements dus à l'obligeance du médecin traitant du malade : M. le Dr Antipas, le 10 décembre 1901, M..., est *mort*, il y a quatre mois, c'est-à-dire un an et demi après le début de sa maladie. Après avoir présenté une amélioration sensible, son état s'était aggravé plus tard d'une manière inquiétante, malgré l'énergique traitement.

Forme temporo-faciale gauche.

OBSERVATION XLI

(Due à l'obligeance du Dr Antipas, n° 10 du *Lyon médical,* 1901)

Jeune homme qui a eu en 1898 un abcès alvéolo-dentaire au niveau des molaires inférieures droites. Ouverture de l'abcès à deux reprises. Curetage. A la suite, et qui persiste encore, fistule communiquant avec la cavité buccale. Enfin, en décembre 1900, le Dr Gabrielides constata l'existence d'actinomyces dans le liquide séro-purulent de la fistule. Trismus léger.

D'après les derniers renseignements dus à l'obligeance de M. le Dr Antipas, en date du 10 décembre 1901, ce malade vit encore. Il a été parfaitement guéri par la médication iodurée et un léger curetage.

Tels sont les deux premiers cas diagnostiqués cliniquement en Turquie et confirmés par un contrôle microbiologique. Le malade qui fait l'objet de la seconde observation a été présenté à la Société impériale de médecine de Constantinople, le 2 novembre 1900, et le Dr Antipas a fait, à l'occasion de ce cas typique, une communication sur l'actinomycose devant la section biologique du Syllogue, L. Grec de Constantinople, le 19 décembre 1900.

Forme temporo-maxillaire gauche.

OBSERVATION XLII

(Due à l'obligeance de M. le Dr Audry, de Toulouse ; Saintraille, th. de Toulouse, 1895-1896.)

H. F. ., briquetier à Dieupentale (Tarn-et-Garonne).

Début, le 23 novembre 1895. Apparition d'une tuméfaction large, inflammatoire étendue de l'angle du maxillaire inférieur gauche à la région temporale.

Vient consulter le Dr Audry, en janvier 1896 ;· incision de l'abcès formé et iodure de potassium, 3 grammes *pro die*.

La durée de la maladie a été de trois mois.

D'après les derniers renseignements, recueillis auprès du malade, le 25 décembre 1901, il résulte que, depuis le 15 février 1896, il n'y a pas eu de récidive.

Le malade a été soumis pendant trois semaines, au traitement ioduré. Actuellement, sa guérison est parfaite et il n'est gêné ni pour manger, ni pour avaler.

H. F..., habite Toulouse.

Forme cutanée.

OBSERVATION XLIII

(Monestié, Th. Paris 1895.)

Femme de quarante-trois ans, ménagère, habitant Meurchin (Pas-de-Calais). Antécédents héréditaires et personnels nuls.

Début en novembre 1894 par une tumeur de la région sous-maxillaire droite. La tumeur fut ouverte un mois après son apparition et donna issu.à un écoulement purulent dans lequel l'examen microscopique décela des touffes d'actinomyces. Traitement ioduré : 2 grammes par jour. pansements iodurés et guérison le 25 janvier 1895. Depuis 1895, cette guérison s'est maintenue ; de temps à autre, la malade se remet quelque jours par mois au traitement ioduré et elle n'a jamais eu de récidive. .

Morts

Forme temporo-maxillaire droite.

OBSERVATION XLIV

(Due à l'obligeance de M. le Dr Lagoutte, du Creusot ; Camus, thèse de Lyon, 1898.)

M. H.., opéré à plusieurs reprises par Nélaton, Segond et Lagoutte.

A toujours eu des récidives dans la région temporo-maxillaire primitivement atteinte.

Diagnostic d'actinomycose, confirmé par la *présence de grains jaunes.*

Des renseignements recueillis auprès du médecin traitant, M. le Dr Lagoutte, le 14, novembre 1901, il résulte que le malade a fini par *succomber* un an après la dernière intervention à des lésions de tuberculose pulmonaire à marche rapide.

Forme temporo-maxillaire gauche.

OBSERVATION XLV

(Due à l'obligeance de M. le Dr Proby, à Oullins (Rhône).

R..., François à Oullins, chaudronnier à la Compagnie P.-L.-M.

Début en août 1895. Séjour à l'Hôtel-Dieu de Lyon, du 26 novembre au 11 décembre 1895.

Mort le 21 janvier 1896.

Les derniers renseignements fournis par M. le Dr Proby, le 15 novembre 1901, nous apprennent que ce malade s'était cachectisé très rapidement.

Il éprouvait de très vives douleurs dans la région parotidienne et temporale gauche, mais il n'existait ni trismus, ni gonflement ; la durée de sa maladie a été de cent seize jours.

Deux cas d'actinomycose des maxillaires.

OBSERVATIONS XLVI et XLVII

Dues à l'obligeance de M. le Dr Serullaz, à Seyssel (Savoie).

Premier cas : *Actinomycose du maxillaire supérieur droit.*
2e cas : *Actinomycose du maxillaire supérieur gauche.*
Début en 1895. *Mort* peu après par méningo-encéphalite.

Actinomycose du maxillaire supérieur droit. Mort.

OBSERVATION XLVIII

(Due à l'obligeance du Dr Wassilieff de Paris.)

Boucher, âgé de soixante ans, s'étant toujours bien porté, qui, au mois de juin 1895, lorsque je le vis, présentait l'histoire suivante :

Il y a six mois, début par douleurs dentaires, puis chute des dents et suintement purulent.

Il y a quatre mois, douleurs dans le maxillaire supérieur, puis un mois après, tuméfaction des gencives et de la fosse canine ; la peau devint rouge, la tuméfaction s'étendit et, à sa surface, se forma une tumeur secondaire, l'ensemble présentait l'aspect d'une brioche aplatie.

Il y a deux mois (avril 1895), il se forma trois orifices à travers lesquels avec un suintement jaunâtre, saillirent des masses grises.

Un chirurgien porta le diagnostic de cancer de la joue, pratiqua une opération, mais remit l'autoplastie à plus tard.

Lorsque je vois le malade, je trouve une plaie en cratère couverte de bourgeons grisâtres et suintant un liquide séro-purulent à grains jaunes. Je pense immédiatement à l'actinomycose.

Le stylet conduit, par quatre orifices, dans une masse molle, jusqu'à 3 centimètres de profondeur, il n'y a pas de séquestre.

La voûte palatine est tuméfiée et présente deux orifices, le bord gingival est considérablement déformé.

Les tuméfactions sont molles en certains points, d'une dureté ligneuse à la périphérie. Rien du côté de l'obite, pas de ganglions.

L'examen microscopique décèle la présence de l'actinomyces Malgré un curetage étendu, les badigeonnages quotidiens de teinture d'iode, et l'administration de 8 grammes d'iodure de potassium par jour, le malade meurt de cachexie en six semaines.

Actinomycose cervicale bilatérale. Mort.

OBSERVATION XLIX

(Due à l'obligeance du Dr Wassilieff.)

M. G. D..., officier de santé de la Charente, âgé de cinquante-six ans et ayant toujours eu une bonne santé, vient à Paris en septembre 1896.

Il y a deux ans, apparition à l'angle droit du maxillaire inférieur d'une tuméfaction presque indolente, suppurée, prise pour une gomme syphilitique, malgré les dénégations du malade. La guérison fut obtenue par l'iodure de potassium.

Il y a six mois, apparition d'une tumeur analogue, un peu au-dessous de la cicatrice, puis tuméfaction de la région carotidienne droite, avec œdème dur et rougeur violacée des téguments.

En quinze jours, apparurent la difficulté de la déglutition, les douleurs de l'oreille droite, la tuméfaction de l'amygdale avec suppuration séreuse, puis, survint une tuméfaction à gauche. En quelques jours. il y eut constriction des mâchoires, déglutition très pénible même pour les liquides, et enfin, trois jours avant le départ du malade pour Paris, il se forma trois orifices à droite et deux à gauche.

Lorsque je vis le malade, il avait consulté plusieurs chirurgiens qui conseillèrent l'emploi d'une pommade belladonée, un seul prescrivit des cautérisations à l'acide chromique.

Rencontrant le malade par hasard, et apprenant son histoire, je demandais à examiner ce que je croyais être un cancer très étendu, sur l'existence duquel le malade ne paraissait plus avoir d'illusion.

Je fus frappé de l'aspect violacé de la peau, de la couleur gris jaunâtre des bourgeons, du liquide séreux qui s'écoulait et de la dureté ligneuse du néoplasme à la périphérie. L'interrogation m'apprit que bien souvent par les orifices, il sortait des grains jaunes, aussi portai-je le diagnostic d'actinomycose probable, ce que l'examen microscopique affirma.

Malgré l'iodure de potassium, pris à la dose de 12 grammes par jour, le malade succomba.

Actinomycose des maxillaires.

OBSERVATION L

(Thèse de Cart, *Actinomycose des maxillaires
supérieur et inférieur gauche.*)

L. L..., coiffeur à Vienne.

Début en 1885. *Mort* 21 décembre 1886, après deux ans maladie dans le marasme le plus profond.

Cette actinomycose était à forme périphérique raréfiante.

Forme périlaryngée et cervicale.

OBSERVATION LI

(Citée p. 124 du *Traité clinique de l'actinomycose.)*

Ph... Jean, cinquante-sept ans, forgeron, à Champoly (Loire).

Entrée : 31 octobre 1894 à l'Hôtel-Dieu de Lyon, à la clinique de M. le professeur Poncet, salle Saint-Philippe n° 28,

L'affection qui l'amène à l'Hopital date de treize mois.

Mort le 8 février 1895. L'autopsie révéla une périchondrite

actinomycosique du cartilage thyroïde droit ainsi que de grandes lésions cervicales.

Forme térébrante centrale des maxillaires.

OBSERVATION LII

Quenet, thèse de Lyon, 1895-1896. *Nécrose actinomycosique du maxillaire supérieur gauche. Envahissement de la base du crâne* (citée p. 135 du *Traité de l'actinomycose.*)

C. S.. , ménagère à Corbonod près Seyssel (Ain).
Début 16 novembre 1894.
Mort 8 janvier 1895.
Cette femme était restée plusieurs semaines à l'Hôtel-Dieu de Lyon, dans le service de M. le professeur Poncet, elle y avait été soumise au traitement ioduré, 6 grammes par jour.

Forme temporo-maxillaire gauche.

OBSERVATION LIII

(Citée p. 150. du *Traitement de l'actinomycose.*)

F... Henri, soixante-quatre ans, à Grenoble.
Début en décembre 1895.
Mort en 1896 (par suicide).

Forme temporo-maxillaire gauche.

OBSERVATION LIV

(Due à l'obligeance de M. le professeur agrégé Vallas, p. 152 du *Traité clinique* de MM. Poncet et Bérard.)

S... Auguste, quarante-neuf ans, terrassier, né à Bourg-Saint-Andéol (Ardèche).
Début en septembre 1896.

Entrée à l'Hôtel-Dieu de Lyon, salle Saint-Louis, lit n° 51, le 13 septembre 1896.

Sortie de l'hôpital, le 25 octobre 1896.

Curetage : 28 septembre 1896, des trajets fistuleux desquels s'échappent des grains jaunes. Le microscope ne peut y déceler la présence *d'actinomyces*.

D'après les derniers renseignements recueillis auprès du maire de la commune, le 19 novembre 1901, S... A. est mort le 19 février 1897.

La tumeur dont il était porteur, donnait souvent naissance à des hémorragies ; elle a été traitée seulement par pansements antiseptiques à l'acide phénique, sans résultats.

Forme temporo-maxillaire. Foyer pulmonaire secondaire.

OBSERVATION LV

(L. Dor, *Gaz. hebd. de médecine et de chirurgie*, 1893, p.40 ; complétée en 1897 par L. Bérard, p. 170, du *Traité clinique* de MM. Poncet et Bérard.)

S..., Claudine, cinquante-neuf ans, à Chanaz (Savoie).

Début en septembre 1892.

Entrée le 17 octobre 1892 à l'Hôtel-Dieu de Lyon, dans la clinique chirurgicale de M. le professeur Poncet.

C'est le premier cas observé à Lyon. Examen microscopique confirme le diagnostie porté par M. Poncet.

Sortie de l'hôpital 4 décembre. *Mort* le 23 mars 1897.

Forme Cranio-cérébrale.

OBSERVATION LVI

(Bollinger, *Munch. med. Woch.*, 1887, citée p. 194
du *Traité de l'act.*)

Femme S... K...

Début en janvier 1886. Mort, 13 janvier 1887.

Actinomycose du cerveau ayant provoqué : violents maux de tête, paralysie du droit externe gauche, contracture du droit interne, diplopie, œdème de la papille à gauche.

La tumeur était située au niveau du troisième ventricule et ce cas est le seul où l'on n'ait pas pu suivre la marche du parasite, ni découvrir le foyer primitif, capable de donner la métastase cérébrale.

Forme temporo-maxillaire droite avec propagation cranio-cérébrale.

OBSERVATION LVII

(Citée p. 202, du *Traité* de MM. Poncet et Bérard.)

C..., Jean, vingt-six ans, cultivateur à Paugres (Ardèche).
Entrée à l'Hôtel-Dieu de Lyon, salle Saint-Philippe, clinique de M. le professeur Poncet, le 11 juin 1895.
Mort 16 novembre 1895 par méningite céphalo-rachidienne.
C'était une forme rebelle ayant nécessité sept interventions chirurgicales.

Forme cranio-cérébrale à point de départ temporo-maxillaire gauche.

OBSERVATION LVIII

(Poncet et Vallas, *Gaz. hebdom.*, 1895, citée p. 205, du *Traité Clinique de l'act.*)

M. B..., seize ans, garçon chez un marchand de vins à Paris.
Début en août 1894.
Mort, 23 février 1895 après avoir éprouvé des douleurs cervicales atroces.

Forme cranio-cérébrale.

OBSERVATION LVIX

(Cas de Bourguin et Quervain)

Malade atteint d'actinomycose temporo-maxillaire, chez lequel,

en septembre 1895, on commença à donner l'iodure à la dose de
1 à 3 grammes par jour. Jusqu'à la fin décembre, il y eut une
amélioration évidente des lésions cervico-faciales, une disparition
presque complète de la tuméfaction et du trismus. A ce moment
la médication iodurée fut interrompue à cause de quelques
phénomènes d'intolérance; le 20 janvier, envahissement de nouveaux points dans la région temporo-maxillaire et au pourtour de
l'orbite. L'iodure est repris, divers points ramollis incisés et,
néanmoins, le 7 février, l'envahissement de la cavité cranienne
se traduit par de l'aphasie; cinq jours après, mort dans le coma
le 13 février.

A l'autopsie, méningite suppurée de la base et abcès multiples
dans le lobe temporal, avec infection secondaire du ventricule
latéral correspondant. L'infection de la cavité cranienne semble
s'être faite par la fente sphénoïdale.

Forme temporo-maxillaire.

OBSERVATION LX

(A. Poncet, L. Bérard et X. Delore.)

J. A.. , trente-huit ans, à Roanne (Loire). Début subit en 1895
en arrière de l'angle inférieur gauche de la mâchoire. Le 7 novembre, M. le professeur Poncet voit le malade et porte le diagnostic d'actinomycose en présence du trismus et des autres
symptômes locaux. Le 8 novembre, curetage des trajets fistuleux ; de ces derniers s'écoule un liquide séro-purulent, contenant
des grains jaunes constitués par des actinomyces, ainsi que le
révèle l'examen microscopique fait par M. Dor.

Traitement. — Iodure de potassium : 2 grammes par jour. A
la fin de décembre, le malade quitte l'hôpital très amélioré.
Nous avons appris depuis qu'il était mort en mars 1897, d'accidents actinomycosiques, malgré la continuation du traitement
ioduré.

CHAPITRE III

ACTINOMYCOSE A FORMES VISCÉRALES

Dans ce chapitre, nous examinerons rapidement les diverses formes d'*actinomycose viscérale* et nous indiquerons la moralité observée dans chacune d'elles.

Il est très exceptionnel, dans ces formes viscérales, que les viscères soient atteints primitivement ; ils le sont ordinairement par généralisation secondaire.

Si les lésions sont diffuses, si elles portent sur des organes essentiellement vitaux, cerveau, foie, ou poumons, par exemple, le pronostic semble fatal, car les interventions sont le plus souvent palliatives seulement (Rochet).

Actinomycose des centres nerveux.

Il n'y a pas de guérison pour les malades atteints d'actinomycose cérébro-méningée.

En tout *dix-neuf cas, dix-neuf morts.*

Trois appartiennent à la clinique de MM. les professeurs Poncet et Bérard.

Huit fois, les méninges et le cerveau ont été envahis progressivement par un foyer cervico-facial.

Onze fois, il s'agissait de métastases provenant presque toujours de lésions pleuro-pulmonaires (Ponfick.

Köhler, König, Baumgartner, Keller, Martin, Hebb, Job, *Thèse de Lyon*, 1896; Quenet, *Thèse de Lyon*, 1895).

On ne connaît qu'un seul cas d'actinomycose primitive des centres nerveux. Dans les autres cas observés, il s'agissait d'une lésion métastatique à origine pulmonaire, ou d'une lésion par propagation directe à point de départ cervico-facial.

En résumé, jusqu'à ce jour, il n'a été constaté aucun cas de guérison dans l'actinomycose des centres nerveux.

La gravité du pronostic est fonction de la forme revêtue par cette dernière.

La forme néoplasique peut durer un an.

Si elle est secondaire et revêt la forme d'abcès, si, d'autre part, il n'est pas institué de traitement chirurgical, la survie varie de quelques jours à trois mois.

Si elle affecte enfin la forme diffuse, la mort survient en quelques jours.

Actinomycose pulmonaire.

(Israël, Boström, Netter, Reboul, Ponfick, Droïdo ; Naussac, *Thèse de Lyon*, 1895-1896.)

Le pronostic est très grave.

Deux formes : la forme *primitive* ne peut se produire que par l'inhalation de poussières ou de particules solides contaminées.

Elle a pour cause efficiente la pénétration de l'actinomyces dans le poumon par n'importe quel point de la muqueuse respiratoire.

Dans la *forme secondaire*, il s'agit, soit d'une extension au poumon d'une lésion de voisinage, soit d'inoculations métastatiques par la voie sanguine.

Il y a lieu de distinguer les formes suivantes :

α Broncho-actinomycosiques, 1 cas.

β Pneumo-actinomycosiques, 23 cas dont 7 guérisons.

γ Pleuro-pulmonaires, 39 cas avec envahissement de la paroi thoracique, des vertèbres et du médiastin.

La forme où le pronostic semble le plus grave est la forme pleuro-pulmonaire avec envahissement de la paroi thoracique.

5 observations de MM. Poncet et Bérard (citées p. 239 de leur *Traité clinique de l'actinomycose*).

Dans ces formes pulmonaires, la mort survient par consomption et cachexie ou par maladies pulmonaires intercurrentes.

Sur 63 cas connus, 56 morts.

1 cas de guérison dans la forme pleuro-pulmonaire (Dr Reboul). Observation qui suit :

Forme pleuro-pulmonaire.

OBSERVATION LXI

(Observation due à l'obligeance de M. le Dr Reboul, chirurgien de l'Hôtel-Dieu de Nîmes, communiquée pour la première fois par M. le Dr Reboul au Congrès de chirurgie de Paris, 1895, citée p. 241, du *Traité clinique de l'actinomycose* de MM. Poncet et Bérard.)

M. D..., de Saint-Chaptes (Gard), trente et un ans.

Santé bonne jusqu'en 1892, époque à laquelle il a fait son service militaire.

En 1892, il avait 1^m60 de taille et pesait 65 kilogrammes. En 1893, il est libéré.

En novembre, il contracte la fièvre typhoïde. Un mois après, se produisit une atrophie musculaire portant sur les muscles de l'épaule, mais respectant les muscles du bras et de l'avant-bras ; en même temps, se manifesta une scoliose à concavité droite.

Pendant l'année 1894, son état reste stationnaire ; l'atrophie de l'épaule persiste ; la scoliose s'accentue et il continue à maigrir.

15 janvier 1895. — Vient consulter M. le Dr Reboul. Ce dernier, en présence de l'amyotrophie de l'épaule droite, de la scoliose dorsale à concavité droite, des signes d'induration du poumon droit et des douleurs à la pression des apophyses épineuses des vertèbres cervico-dorsales, conclut à une névrite des racines du plexus brachial droit, liée à un mal de Pott cervico-dorsal, coïncidant avec une tuberculose pulmonaire droite.

28 février 1895. — Le malade est vu par M. le Dr Lafon ; ce dernier conclut à une névrite radiculaire liée à une infection typhique.

20 mars. — *A partir de ce jour,* on conseille l'iodure de sodium, à la dose de 1 gr. 20 par jour.

8 avril. — Le malade revient, ayant perdu son appétit sous l'influence de l'iodure. On cesse ce dernier pour revenir à la médication tonique et badigeonnage au gaïacol sur tout le côté affecté.

28 avril. — Le malade ne pèse plus que 53 kilogrammes.

24 juillet. — M. D. vient s'installer à Nîmes, dans la maison de santé des Franciscaines.

30 juillet. — MM. les Drs Reboul et Lafon pratiquent une ponction ; le malade étant porteur d'une tumeur volumineuse, siégeant au niveau du septième espace intercostal, et présentant tous les caractères d'un abcès froid.

La ponction ne donne pas de pus liquide, mais elle fait évacuer 80 grammes de liquide épais séro-purulent, contenant des grumeaux et des filaments grisâtres ; au milieu de ce liquide, on découvre de nombreux grains jaune soufré qui nous paraissent être des touffes d'actinomyces.

L'examen microscopique des grains jaunes fait par M. Bourguet, vétérinaire au 38e régiment d'artillerie, vient confirmer qu'il s'agit d'actinomyces.

1er août. — Opération sous chloroforme. Incision de 15 centimètres suivant le grand axe de la tumeur et ouverture du foyer actinomycosique. Résection partielle de la septième côte dénudée et pénétration directe en plein lobe inférieur du poumon. Celui-ci est soudé à la plèvre et à la paroi ; le doigt pénètre à 5 ou 6 centimètres dans le tissu néoplasique.

Nettoyage de la cavité néoplasique avec mèches de gaze imbibée de naphtol camphré iodé. Pansement au salol et compression ouatée.

Le traitement ioduré est institué, 9 grammes d'iodure de sodium par jour.

7 août. — Réduction de l'iodure à 7 grammes.

10 et 11 août. — Iodure de potassium, 1 gramme seulement.

A cette date, le malade ne pèse plus que 50 kilogrammes.

12 août. — On reprend l'iodure à 7 grammes.

22 août. — Iodure de potassium à 6 grammes. P. = 51 kilogrammes.

1er septembre. — Iodure de potassium réduit à 5 grammes.

10 octobre. — La plaie a beaucoup diminué d'étendue et de profondeur, les grains d'actinomyces sont très rares. M. D. pèse 54 kilogrammes. Quelques petits abcès actinomycosiques se forment : un à 1 centimètre au-dessus et en avant de la plaie, l'autre dans la région mammaire droite, trois dans la région dorsale du côté droit.

21 janvier 1896. — État général bon. La plaie opératoire ne donne pas de pus.

Iodure de potassium, 5 grammes par jour.

Derniers renseignements dus à l'obligeance du médecin traitant du malade, M. le Dr Reboul, et recueillis le 25 décembre 1901.

A ce jour, le malade a absorbé 13 kilogrammes d'iodure de potassium. Il a eu cette année une série de petits abcès actinomycosiques à la surface du thorax du côté droit, ce qui l'a engagé à augmenter sa dose d'iodure.

Novembre 1901. — Il a présenté un gros abcès actinomyco
sique dans la gouttière costo-vertébrale droite. Malgré cette infection actinomycosique, l'état général de ce malade est bon, il a
engraissé, ses forces sont à peu près normales et sa scoliose a
beaucoup diminué, mais il est extrêmement nerveux et impres-
sionnable.

M. D... habite Saint-Chaptes (Gard).

Nous citons encore le cas d'actinomycose thoracique à forme
mammaire du Dr Charmoy, dont la malade est très bien portante
actuellement, et celui du professeur A. Poncet.

Forme thoraco-pulmonaire au début.

OBSERVATION LXII

A la fin, forme pyohémique. Abcès sous-cutanés multiples et
profonds. Généralisation viscérale actinomycosique avec envahissement total des deux poumons

Il s'agit d'un enfant de onze ans, habitant une petite ville du
département de l'Isère et qui fut observé par MM. les Drs Bou-
veret, Auguste Pollosson, Josserand, Fochier et A. Poncet. Au
début, on crut à une pleurésie du côté droit et, en présence du
résultat infructueux d'une ponction, on put croire à une tumeur
maligne de la région. Des abcès de la paroi thoracique correspondante survinrent ensuite, et ce fut dans les derniers temps
de la maladie que l'on songea sérieusement à de l'actinomycose.
Ce diagnostic pathogénique fut alors confirmé par la présence
de nombreux grains jaunes, visibles à l'œil nu et sous le champ
du microscope, provenant des abcès multiples que présentait le
petit malade. L'enfant succomba au mois de décembre 1900. en
pleine cachexie infectieuse. Pendant de longs mois, pour lutter
contre une dyspnée croissante, imputable certainement en très
grande partie à une double induration actinomycosique du pa-
renchyme pulmonaire, il ne luttait contre une asphyxie immi-
nente que par l'inspiration de plusieurs milliers de litres d'oxygène
dans les vingt-quatre heures.

**Forme mammaire gauche survenue dans le cours d'un
phlegmon actinomycosique pleuro-lombaire du même côté.**

OBSERVATION LXIII

(Due à l'obligeance de M. le Dr Charmoy, de Courtenay,
Loiret.)

N° 18 du *Lyon médical*, 6 mai 1900 (Charles Nélaton,
chirurgien de l'hôpital Saint-Louis).

Mme D..., quarante-deux ans, fermière, habitant un hameau de
la commune de Courtenay.

Début en 1895 : vient consulter en septembre le Dr Charmoy
pour point de côté persistant du côté gauche.

Quelques jours de repos amenèrent la disparition de ce dernier.

En décembre, vives douleurs de la région lombaire et apparition d'une grosse collection périnéphrétique. Incision pratiquée
par M. le Dr Nélaton.

25 décembre. — Sur la tuméfaction lombaire, à la suite, il
resta deux grands trajets fistuleux. En janvier 1896, entrée de la
malade à l'hôpital Saint-Louis, dans la clinique de M. Nélaton.
Opération le 4 février 1896. Débridement des trajets fistuleux,
résection des deux dernières côtes d'une étendue de 4 centimètres, large incision qui fit découvrir huit ou dix petits foyers
purulents, fongueux, disséminés dans les masses musculaires;
tous furent vidés, curetés, et la plaie bourrée de gaze imbibée de
naphtol camphré.

La plaie commença à se cicatriser seulement au bout de six
semaines; en même temps, l'état général redevint excellent.
Mme D... rentra chez elle en 1896, et depuis juillet 1896, mars
1899, elle n'eut aucun accident sérieux.

A différentes reprises, l'examen du pus avait été pratiqué
*et jamais le diagnostic d'actinomycose n'avait été confirmé par
le microscope.*

D'après les derniers renseignements, 17 novembre 1901, dus

à l'obligeance du médecin traitant de la malade, M. le Dr Charmoy,

Voici l'histoire de la malade depuis 1896 :

Depuis son retour de l'hôpital, mai 1896, la malade s'est constamment soignée, prenant de l'iodure de potassium à la dose quo-
tidienne de 1 gramme, sans pouvoir en absorber davantage.
L'iodure alternait avec la levure de bière de la façon suivante :

Iodure de potassium à la dose de 1 gramme par jour en trois
fois, pendant trois semaines ; huit à dix jours de repos.

Levure pendant quinze jours à la dose d'une cuillerée à café
après chacun des trois repas. Ce traitement dure depuis plus de
deux ans.

En somme, cette dame n'est pas guérie, mais seulement en voie
de progressive et très grande amélioration.

Elle habite aux environs de Courtenay (Loiret).

En mars 1899, apparition dans la région mammaire d'une
tumeur primitivemeut dure, mais qui ne tarde pas à se ramollir
et devenir fluctuante ; elle fut incisée par le Dr Charmoy et
le pus qui s'écoula contenait de nombreux actinomyces, vus et
examinés par M. Lucet.

Actinomycose œsophagienne.

Garde (*thèse de Lyon*, 1895-1896), 1 cas de
MM. Poncet et Bérard, p. 216 (mort).

Soltmann Firket et Börstrom.

Kœhler. (*Berl. klin-Woch*, 1884). Heuck.

Multhaupt. Bertha. *Pronostic fatal, sur 7 cas,
6 morts.*

1 cas de guérison à M. le Dr Bertha, chirurgien à la
clinique chirurgicale du professeur Wœlfer Graz.
(Ce malade n'a pu être retrouvé.)

La mort survient par consomption et cachexie ; les

malades meurent épuisés, les échanges nutritifs se faisant mal et la respiration étant insuffisante à cause des complications pulmonaires.

Actinomycose du foie.

Aribaud (th. de Lyon 1896-1897.)

Pronostic fatal : Tous les cas connus sont mortels, p. 293 ; *sur 40 cas, 40 morts.*

Cas de Boari, Moser 1, Bristowe 2, Eve 3, Langhaus 4, Aribaud 3o cas. 20 fois, les lésions venaient de l'intestin, 8 fois elles s'étaient faites par contiguité, 12 fois par métastase.

Si le foie a été atteint par métastase, les foyers sont plus profonds, plus nombreux, moins volumineux et ils ont plus de tendance à la suppuration parce que les microbes des infections secondaires comptent pour une grande part dans la production des embolies.

Actinomycose abdominale.

Hinglais, thèse de Lyon 1896-1897.
Michaïloff, thèse de Lyon 1898-1899.
Pronostic sombre : morts : 8o pour 100 *des cas.*
(Mayer, Lanz, Illich, Israël, Grill. 1 cas lyonnais (Gangolphe), p. 281.)
Actinomycose-cæcale : Début en 1895, mort en 1897 par septicémie chronique.

Le pronostic est lié au mode d'évolution de la maladie ; si elle évolue rapidement vers la surface, le pronostic est relativement bénin.

Elle peut, en effet, guérir alors spontanément ou à la suite d'une intervention complète et précoce.

Il devient très sombre si le processus marche vers la profondeur.

Le traitement doit être chirurgical, précoce et aussi radical que le permettra l'état des régions.

M. le professeur Gangolphe de Lyon se sert pour l'irrigation des plaies et des fistules d'une solution composée de :

> Iodure de potassium, 10 grammes ;
> Eau stérilisée, 1000 grammes,
> 5 litres à chaque pansement.

Guérison 20 pour 100 des cas.

Dans ces formes abdominales, on a remarqué le rôle heureux que jouaient parfois les associations microbiennes (Grill). Cette tendance à la guérison tient peut-être à ce fait que les actinomyces auraient peu de résistance vis-à-vis des autres microbes qui les tueraient rapidement.

« De même (Gangolphe), il faut noter l'influence heureuse d'une affection surajoutée pour kystes hydatiques des os et la syphilis où tel segment du squelette, condamné à la fracture spontanée, reste solide si une inflammation vient se surajouter.

Le pronostic des formes abdominales est moins grave malgré tout que celui des formes thoraciques.

Les lésions abdominales (Poncet) offrent plus de prise au chirurgien et, sur 77 observations avec traitement chirurgical, Grill notait 22 guérisons, 10 améliorations pour 45 morts, soit environ 35 pour 100 de cas heureux.

Nous citons dans ces formes abdominales deux cas d'actimonycose péricæcale (dus au Dr Wassilieff).

Un de ces cas s'est terminé par la guérison, l'autre a été suivi de mort.

Actinomycose péri-cœcale. — Mort.

OBSERVATION LXIV

(Due à l'obligeance du Dr Wassilieff de Paris.)

Il s'agit d'une femme de cinquante-trois ans, mère d'un confrère. Pendant deux ans et demi (à partir de fin septembre 1893), elle avait ressenti une gêne plutôt qu'une douleur dans la fosse iliaque droite. Un médecin consulté trouva une petite tumeur, ordonna des révulsifs et conseilla d'attendre en surveillant.

Pendant six mois, il n'y eut rien de particulier, puis la gêne devint rapidement croissante ; la malade, très courageuse, supporta son mal qui ne se manifestait, d'ailleurs, que par poussées éloignées.

En juillet 1894, un médecin parla d'opération, mais la malade n'accepta qu'un traitement médical, qui consista en application de compresses chaudes, d'onguent napolitain et en repos prolongé.

Il y eut alternativement améliorations et rechutes successives jusqu'en juin 1895. A ce moment, avec des douleurs plus vives et plus fréquentes, il y eut perte de l'appétit et des forces, les nuits étaient mauvaises ; pas d'élévation notable de la température, rarement 38 degrés le soir.

Un chirurgien consulté, parce qu'on craignait l'existence d'un néoplasme, reconnut la présence d'un abcès et l'ouvrit. Il s'écoula un liquide séreux en petite quantité ; la cavité était au centre d'un tissu lardacé.

Amélioration pendant quinze jours, suppuration à peu près nulle, jaunâtre.

Trois semaines après l'incision, douleurs plus vives, fièvre (38°5 à 39 degrés, axillaire), amaigrissement, perte de l'appétit et des forces.

Une opération radicale est proposée, car le chirurgien avait porté le diagnostic de néoplasme du cæcum, mais avec de fortes réserves à cause de la suppuration. La malade refusant toute intervention, le traitement prescrit fut: lavages à l'eau phéniquée et piqûres de morphine.

Quelques mois après, j'appris par le confrère que l'état de sa mère, après une période stationnaire, allait en s'aggravant: perte des forces, nécessitant le séjour continuel au lit, douleurs de plus en plus vives et presque continuelles, calmées seulement par plusieurs piqûres de morphine, extension de la tuméfaction qui, me dit-on, était devenue d'une dureté ligneuse, formation d'une fistule spontanée à côté de l'orifice pratiqué chirurgicalement. Par l'orifice, suintement séreux, mais pas de matières intestinales, température plus élevée atteignant parfois 39°5 le soir.

Puis, accalmie pendant deux ou trois jours et ainsi de suite. Tous les signes et symptômes restaient localisés à la fosse iliaque droite.

J'émis l'hypothèse de l'actinomycose possible, mais elle fut rejetée par le chirurgien traitant, sans que j'aie su la raison de ce rejet.

Cependant huit jours après, l'état allant en s'aggravant, on se décida à pratiquer l'examen *histologique qui démontra la présence de l'actinomyces*.

Il était malheureusement trop tard. Appelé à ce moment, je ne pus sauver la malade malgré les débridements multiples, les lavages à la teinture d'iode et l'administration de l'iodure de potassium à doses croissantes jusqu'à 12 grammes par jour. La malade succomba vingt jours après mon intervention.

Actinomycose péricæcale. — Guérison se maintenant depuis deux ans (Résumé).

OBSERVATION LXVII

(Observation due à l'obligeance du Dr Wassilieff.)

Homme de cinquante-deux ans, appartenant à la classe aisée; antécédents sans importance, sauf constipation habituelle.

Début de l'affection en octobre 1898, par une gêne dans la fosse iliaque droite, sans douleurs. Ce vague malaise persista pendant neuf mois avec alternatives d'atténuation et d'augmentation.

En juin 1899, sorte de crise aiguë, avec constipation de dix jours, suivie de débâcle.

Douleurs assez vives pour faire prescrire, par un médecin, l'application de la glace et l'usage de la morphine.

Le malade fut prévenu de l'éventualité d'une opération, mais auprès de la famille, le médecin fit toutes réserves, touchant l'existence d'un cancer du cæcum.

Au bout de huit jours. amendement des phénomènes aigus, le malade reprend sa vie ordinaire et part en villégiature.

Je le vois à la fin de septembre 1899.

Depuis un mois aggravation de la maladie : pesanteur constante dans la région cæcale, de temps, en temps, douleurs assez vives, perte de l'appétit et des forces, amaigrissement, sommeil peu prolongé et souvent interrompu.

Examen. Aspect du ventre normal, un peu de ballonnement au palper, sur le bord interne du cæcum, plaque indurée, large de deux travers de doigt, allongée dans le sens vertical et présentant dans ce sens, une largeur de quatre travers de doigt.

Ses limites ne sont cependant pas précises. Cette induration est immobile, collée à la paroi abdominale, douloureuse. Selles douloureuses et obtenues seulement par l'huile de ricin, pas de vomissements, pas de boudin cæcal; les nuits sont mauvaises, le malade est triste, maigrit et perd ses forces. Au bout de trois jours, de nouveaux signes apparaissent.

Après chaque examen, poussée douloureuse dans la fosse iliaque droite, sans élévation de température, mais avec accélération du pouls.

Puis, taches brunâtres sur l'abdomen, au niveau de la plaque indurée qui augmente d'étendue, douleurs de reins, dysurie ; crises douloureuses plus fréquentes et plus vives.

Le professeur D..., appelé par le médecin ordinaire du malade, porte le diagnostic de typhlo-colite.

Ne pouvant accepter le diagnostic, je prie mon maître, le Dr Picard, de venir en consultation. Son diagnostic fut péri-appendicite subaiguë dont la nature ne peut être précisée. J'émis à ce moment l'opinion qu'il s'agissait peut-être d'*actinomycose*, ce que les événements confirment.

Cinq jours après, les phénomènes allant en augmentant et toutes les couches de la paroi abdominale étant prises, je perçus de la fluctuation. Quelques heures après mon examen, crise douloureuse, ténesme, agitation du malade ; je recommandai de garder les selles et de voir s'il n'y avait pas de *grains jaunes* dans les matières.

Le lendemain matin, il y eut une débâcle et les matières contenaient des *grains jaunes* très abondants dont l'*examen microscopique confirma la nature actinomycosique*.

Le traitement par l'iodure à doses croissantes et l'arsenic amena une amélioration rapide et, au bout de cinq semaines, la disparition complète de tous les phénomènes.

Actuellement, décembre 1901, le malade reste guéri.

Actinomycose cutanée primitive de la face.

(Pourpre, thèse de Lyon, décembre 1901.)

10 cas observés en France et à l'étranger.

Sur ces 10 observations, 9 guérisons.

Dans la dernière, le malade succombe à une généralisation pulmonaire.

Actinomycose cutanée.

(Monestié, thèse de Paris 1895.)

Dans ces formes, le pronostic est favorable :

4 guérisons sur 4 cas.

1 cas lyonnais de forme nodulaire (de MM. Poncet et Bérard).

1 cas du Dr Charmoy de Courtenay (malade de MM. Nélaton, Nocard et Lucet dont l'observation est citée plus haut.

(Illich : 11 cas d'actinomycose de la peau.)

(Gross, de Nancy : 1 cas.)

Nous avons également cité plus haut l'observation du malade du Dr Guillemot, atteint d'actinomycose de la joue et de la région massetérine gauche.

Forme cutanée nodulaire de la joue gauche.

OBSERVATION LXVIII

(Observation due à l'obligeance de MM. Poncet et Bérard, citée p. 313, dans le *Traité clinique de l'actinomycose humaine.*)

Madame B..., trente-cinq ans, à Lyon.

Début en septembre 1897.

Vient au mois de janvier 1898 consulter M. le professeur Poncet pour une affection cutanée de la joue gauche.

Les lésions, qui n'ont cessé de s'accroître depuis le début, s'accompagnent d'un trismus très marqué.

Aucun antécédent à noter.

L'affection débuta par une petite nodosité cutanée, apparue à 1 centimètre au-dessous de la commissure labiale gauche.

A son niveau, la peau rougit, puis s'ulcéra. D'autres élevures apparurent à la suite à côté de la première en passant par les mêmes étapes. Trois mois après, les lésions avaient gagné en profondeur, déterminé l'apparition d'un trismus intense avec aggravation notable des phénomènes locaux.

Toute la joue était recouverte d'un épais enduit crustacé et la région parotidienne était le siège d'un œdème assez considérable.

M. Poncet porta le diagnostic d'actinomycose et conseilla un simple traitement local.

28 janvier. — Les lésions étaient déjà très améliorées. L'enquête étiologique a donné les résultats suivants.

La malade habite une maison devant laquelle a lieu un marché aux bestiaux. Dans le désordre du marché, il arrive souvent que les animaux pénètrent jusque dans le vestibule de la maison, et le vétérinaire de la localité, nous a signalé la présence, maintes fois constatée, de bœufs porteurs de tumeurs actinomycosiques ulcérées, avec écoulement purulent abondant.

22 décembre 1901. — Nous avons été voir la malade. Depuis janvier 1898, elle est complètement guérie et n'a jamais eu de récidive. Les élevures hémisphériques confluentes qui, jadis occupaient la région comprise entre la commissure labiale, et l'oreille gauche, sont maintenant très effacées et peu apparentes.

Mme B..., habite Lyon.

Actinomycose génito-urinaire.

(Michaïloff, thèse de Lyon, 1898-1899.)

(Henriot, thèse de Lyon, janvier 1902.)

Sur 15 cas d'actinomycose génito-urinaire nous relevons :

5 améliorations ;

2 guérisons ;

8 morts.

3 cas seulement sont français :

2 (professeur Poncet), dont 1 relatif à une actinomycose de la prostate et 1 relatif à une actinomycose ano-rectale.

1 (Dr Léger, de Caen), relatif à une actinomycose du gland.

Sur ces 15 cas :

10 se rapportent aux femmes ;
5 aux hommes.

Chez le malade du professeur Poncet, l'infection fut provoquée par l'introduction d'épis de graminée dans l'urètre (nous en citons plus loin l'observation).

Les lésions mycosiques par elles-mêmes, quand elles restent limitées à la vessie, aux reins ou à la prostate et ne s'étendent que peu ou point à l'intestin ainsi qu'aux plans superficiels, sont réparables, ou, à peu près spontanément, ou après une intervention chirurgicale plus ou moins large. Le plus souvent, surviennent de vastes collections suppurées à la suite des infections mixtes par association à l'actinomyces de nombreux microbes pyogènes (streptocoques, staphylocoques) ; elles épuisent les malades qui finissent presque toujours par succomber dans le marasme le plus profond. Les cas les plus anciens sont habituellement les plus graves, car ils exposent davantage aux métastases et aux propagations de toute nature. En 1891, Billroth, le premier, a expérimenté la tuberculose dans un cas de cystite mycosique. Injections de lymphe de Koch. En vingt-six jours, quinze injections de 1 à 25 centièmes de centimètre cube ; il semble, en effet, que la lymphe de Koch ait une action spécifique sur le parasite de l'actinomycose.

Actinomycose ano-rectale.

OBSERVATION LXX

(Observation due à l'obligeance de M. le professeur Poncet.)

D... Jean, soixante et un ans, né à Lupersac (Creuse), demeurant à Saint-Chamond (Loire).

Début en avril 1898 et entrée à l'Hôtel-Dieu de Lyon, lit n° 10, de la salle Saint-Philippe, dans la clinique de M. le professeur Poncet, le 28 mai 1898. Sorti amélioré le 21 janvier 1899.

Récidive en octobre 1901 et rentrée à l'Hôtel-Dieu le 9 novembre 1901. Fistules ano-rectales. Induration ligneuse du périnée et décollements intra-pelviens étudiés. Mort de septicémie actinomycosique à la fin du mois de novembre 1901.

Nombreux grains jaunes dans les abcès. Dans le cours de ces trois ans, ce malade avait été opéré deux fois par des médecins différents qui avaient porté le diagnostic de fistules ano-rectales simples. Il succomba, malgré un traitement ioduré intensif et le traitement local approprié.

CONCLUSIONS

I. Nous avons pu réunir 255 cas d'actinomycose humaine avec *résultats éloignés*, ils visent :

70 l'actinomycose à forme cervico-faciale.
185 — — viscérale.

A. *Actinomycose cervico-faciale.*

α. Forme cutanée primitive. . 14 cas
β. Maxillaire inférieur :
 Forme temporo-maxillaire. 35 —
  — péri-maxillaire . . 3 —
γ. Maxillaire supérieur . . . 8 —
δ. Cervicale . . . . 10 —

Toutes ces observations d'actinomycose cervico-faciale sont d'origine française.

B. *Actinomycose à formes viscérales.*

α. Forme thoraco-pulmonaire . 59 cas
β. — abdominale . . . 51 —
γ. — hépatique . . . . 40 —
δ. — œsophagienne . . 6 —
ε. — des organes génitaux 10 —
ζ. — des centres nerveux . 19 —

120 de ces observations d'actinomycose à formes viscérales appartiennent à la littérature étrangère ; 65 sont d'origine française (en tout, 135 observations françaises).

Elles représentent tous les faits connus publiés en France et nous avons pu avoir dans 74 cas des renseignements éloignés et précis. Dans ce chiffre de 255 observations ne figurent pas 2 cas d'actinomycose (à forme linguale) mentionnées dans le travail du Dr Bonnet : thèse de Lyon 1896 ; ces deux cas sont de MM. A. Poncet et Claisse.

Nous avons dû également ne pas tenir compte de 4 observations d'actinomycose cervico-faciale (forme temporo-maxillaire) rapportées dans le *Traité clinique* de MM. les professeurs A. Poncet et L. Bérard.

Observation VII, p. 86.
— XII, p 91.
— XIII, p. 92.
— XXVI, p. 104.

au sujet desquelles nous n'avons pu obtenir aucun renseignement. Si nous ajoutons encore 3 observations d'actinomycose-faciale (forme temporo – maxillaire) (A. Poncet, L. Bérard, Batut), en cours de traitement, nous connaissons 144 observations françaises d'actinomycose humaine.

Telle est la **répartition générale** des cas observés et suivis dans leur évolution.

II. Voyons quelle est maintenant la **répartition locale** de tous ces cas et spécifions en même temps la **mortalité** observée dans chacune des formes de l'actinomycose humaine.

1° Lyon et la région : 73 cas.

A. *Actinomycose cervico-faeiale.*

Forme cutanée primitive. . . 8 cas

Maxillaire inférieur :

    Forme temporo-maxillaire.   28 —

       — péri-maxillaire. .   2 —

Maxillaire supérieur . . . .   3 —

Cervicale . . . .   3 —

B. *Actinomycose à forme viscérale.*

    Forme thoraco -pulmonaire . .   8 cas

     — abdominale . . . .   3 —

     — hépatique . . . . .   11 —

     — œsophagienne . . .   1 —

     — organes génitaux. . .   1 —

     — des centres nerveux. .   5 —

MM. A. Poncet, L. Bérard, Pollosson, Vallas, Villard, Rochet, Jaboulay, Dor, Lagoutte, Guillemot, Batut, Fiessinger, Michel, Guyot, Evesque, Santiard, Serullaz, Proby, Surrel).

2° PARIS ET LA RÉGION : 33 cas.

    A. *Actinomycose cervico-faciale.*

      Forme cutanée primitive. . .   2 cas

      Maxillaire inférieur :

        Forme temporo-maxillaire.   7 —

          — péri-maxillaire . .   1 —

      Maxillaire supérieur . . . .   1 —

      Cervicale. . . . . . .   2 —

    B. *Actinomycose à forme viscérale.*

      Forme abdominale (péricæcale).   2 cas
         (d'origine intestinale).

       — pulmonaire . . . .   8 —

       — des centres nerveux. .   3 —

       — hépatique . . . . .   6 —

MM. Wassilieff, Pochon, Thiéry, Duguet, Legneu, Gaucher, Guinard.

3º Tours : 5 cas.

A. *Atinomycose cervico-faciale.*

Maxillaire inférieur :
    Forme péri-maxillaire . .   1 cas
    Cervicale . . . .   4 —

B. *Pas de cas d'actinomycose à forme viscérale* (M. Meunier).

4º Nimes : 8 cas.

A. *Actinomycose cervico-faciale.*

Maxillaire inférieur :
    Forme temporo-maxillaire.   1 cas
    Maxillaire supérieur . . . .   2 —
B. *Actinomycose à forme viscérale.*
    Forme thoraco-pulmonaire . .   2 —
    — abdominale . . . .   3 —

(MM. Reboul et Daday).

5º Toulouse : 1 cas.

A. *Actinomycose cervico-faciale.*

Maxillaire inférieur :
    Forme temporo-maxillaire.   1 cas

B. *Pas de cas d'actinomycose à forme viscérale* (M. Audry).

6º Nancy : 3 cas.

A. *Actinomycose cervico-faciale.*

Forme cervico-faciale cutanée .   1 cas
Maxillaire inférieur :
    Forme temporo-maxillaire.   2 —

B. *Pas d'actinomycose à forme viscérale* (MM. Gros et Weiss).

7° Constantinople : 2 cas.

Maxillaire inférieur :
Forme temporo-maxillaire.   2 cas

B. *Pas d'actinomycose à forme viscérale* (MM. Antipas et Gabriélides).

8° Algérie (Bougie) : 1 cas.

Maxillaire inférieur :
Actinomycose néoplastique
à forme kystique . . .   1 cas
(M. Legrain).

B. *Pas d'actinomycose à forme viscérale.*

9° Lille et la région : 13 cas.

A. *Actinomycose cervico-faciale*

Maxillaire inférieur :
Forme temporo-maxillaire.   1 cas
Maxillaire supérieur . . . .   1 —

B. *Actinomycose à forme viscérale.*

Forme abdominale . . . .   4 —
(d'origine intestinale).
Forme pulmonaire . . . .   5 —
— hépatique . . . . .   2 —
(M. Folet).

10° Orléans et la région : 3 cas.

A. *Actinomycose cervico-faciale.*

Maxillaire inférieur :
Forme temporo-maxillaire.   1 cas
— cervicale.   1 —
(M. Charmoy).

B) *Actinomycose à forme viscérale.*
Forme thoraco-pulmonaire . .   1 cas

11º BORDEAUX : 2 cas.

    A. *Actinomycose cervico-faciale.*
      Forme cervicale . . . . .   2 cas
    B. *Pas de cas à formé viscérale.*
(MM Dubreuil et Fréche).

Voici maintenant la **mortalité** observée dans chaque forme d'actinomycose.

    A. *Forme cervico-faciale :*
      Sur 70 cas : 40 guérisons.
             14 améliorations.
             16 morts.

    B. *Forme thoraco-pulmonaire :*
      Sur 65 cas : 57 morts.

    C. *Forme œsophagienne :*
      Sur 7 cas : 6 morts.

    D. *Forme des centres nerveux :*
      Sur 19 cas : 19 morts.

    E. *Actinomycose des organes génitaux :*
      Sur 15 cas : 2 guérisons.
             5 améliorations.
             8 morts.

    F. *Actinomycose du foie :*
      Sur 40 cas : 40 morts :

    G. *Actinomycose abdominale :*
      Sur 84 cas : 23 guérisons.
             10 améliorations.
             51 morts.

Mortalité générale.

2 à 3 o/o dans les formes cutanées.
10 o/o dans les formes cervico-faciales maxillaires superficielles.

3o o/o dans les formes temporo-maxillaires (formes profondes).

65 o/o dans les formes abdominales (d'origine intestinale).

85 o/o dans les formes thoraco-pulmonaires.

10 o/o dans les formes cérébrales.

III. A tous les cas précités, il faut encore en ajouter quelques autres, sur lesquels il nous a été impossible d'avoir d'autres renseignements. Encore une fois, malgré toutes nos lettres, malgré toutes nos démarches, nous n'avons pu nous procurer des renseignements précis sur les résultats éloignés de ces actinomycosiques que dans 74 cas (70 se rapportant aux formes cervico-faciales et 4 aux formes viscérales).

Des statistiques étrangères nous ont également permis d'indiquer la mortalité observée dans chacune de ces dernières formes.

Quoique malheureusement incomplète, cette statistique n'en est, croyons-nous, pas moins intéressante.

C'est la première fois, du reste, que des recherches de ce genre, toujours longues et laborieuses, ont été faites. Nous avons, tout au moins, facilité la tâche, à ceux qui, plus tard, voudront établir une nouvelle statistique, en apportant de plus nombreuses observations.

Au point de vue géographique, voici quelle est la répartition, dans les divers départements, de tous les cas d'actinomycose, observés jusqu'à ce jour :

<table>
<tr><td>Lyon et la Région</td><td>.</td><td>95</td><td></td><td></td></tr>
<tr><td>Rhône . . . . . .</td><td></td><td>46</td><td>Meurthe-et-Moselle. .</td><td>4</td></tr>
<tr><td>Isère . . . .</td><td></td><td>7</td><td>Côte-d'Or . . . . .</td><td>2</td></tr>
<tr><td>Ain . . . .</td><td></td><td>8</td><td>Loiret . . . .</td><td>4</td></tr>
<tr><td>Drôme . . . .</td><td></td><td>4</td><td>Gironde . . . . . .</td><td>6</td></tr>
<tr><td>Savoie . . . .</td><td></td><td>7</td><td>Indre-et-Loire . . .</td><td>6</td></tr>
<tr><td>Gard . . . .</td><td></td><td>12</td><td>Marne . . . .</td><td>2</td></tr>
<tr><td>Ardèche . . . . . .</td><td></td><td>8</td><td>Bouches-du-Rhône . .</td><td>1</td></tr>
<tr><td>Saône-et-Loire . . .</td><td></td><td>3</td><td>Nord . . . .</td><td>8</td></tr>
<tr><td>Paris et dép. de la Seine</td><td></td><td>33</td><td>Jura . . . .</td><td>1</td></tr>
<tr><td>Loire . . . .</td><td></td><td>7</td><td>Haute-Garonne . . .</td><td>1</td></tr>
<tr><td>Creuse . . . .</td><td></td><td>1</td><td>Calvados . . . . .</td><td>1</td></tr>
</table>

- Nous inspirant de cette de cette répartition des cas d'actinomycose dans les départements, nous avons alors dressé la carte suivante, dont voici la légende, p. 103.

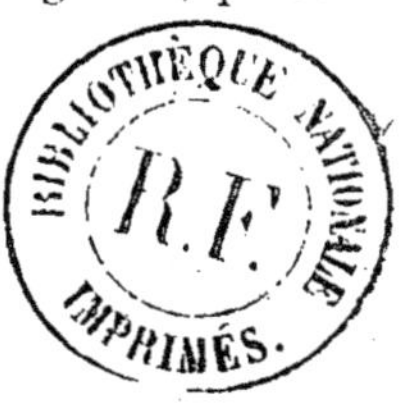

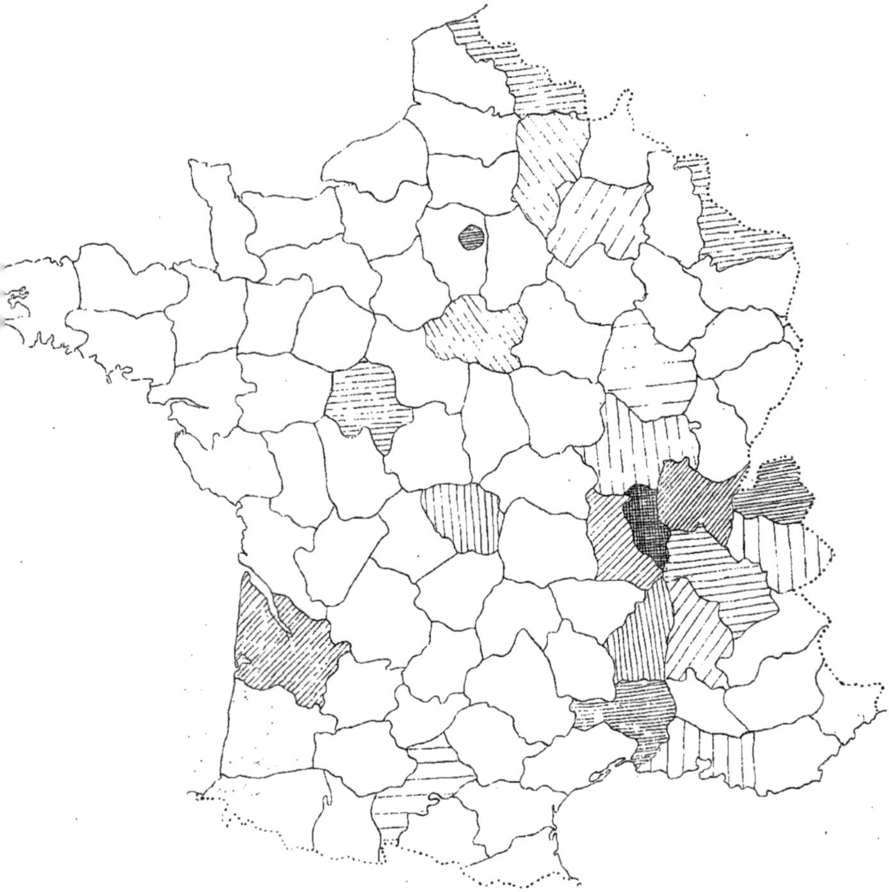

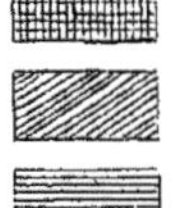
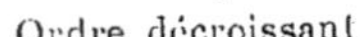
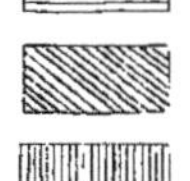

Départements dans lesquels les cas d'actinomycoses sont les plus fréquents.

Ordre décroissant.

Les départements dans lesquels les hâchures sont plus espacées sont ceux dans lesquels les cas d'actinomycoses sont les plus rares.

BIBLIOGRAPHIE

Antipas, Lyon médical, 1901, n° 10, p. 368.

Aribaud, Actinomycose du foie (th. de Lyon, 1896-1897, n° 125).

Barth, Ueber Bauchaktinomycose (Berliner medic. Wochenschrift, 1898, n° 33).

— Ueber Bauchaktinomycose (Deutsche med. Wochenscrift, 1890).

Bayle, Gaz. des Hôpitaux, juillet 1901.

Bernhard, T. ueber Akt. (Prager med. Wochenscrift, 1895).

Bérard (L.), Gaz. des Hôpitaux, février-mars 1896. — Lyon méd., 27 janvier 1895, 24 février 1895. — Bull. médical, décembre 1896.

Besse, Contribution à l'étude de l'actinomycose en France (th. de Lyon, 1895-1896, n° 1105).

Bonnet, Act. de la langue (th. de Lyon, 1896-1897).

Camus, Act. ano-rectale (th. de Paris, 1898-1899, n° 339).

Choux, Archives de méd. et de ph. milit., 1891, p. 494.

Daday, L'act. hum. dans le département du Gard (th. de Lyon, 1899-1900).

Deléarde, Contribution à l'étude de l'act. (th. de Lille), 1895-1896).

Dhomont, Considérations sur trois cas d'act. c. f. à Paris (th. de Paris, 1898-1899).

Donalies, Die Akt. des Menschen (Inaug. Dissert. Halle, 1894).

Dou, Un cas d'act. à Lyon (Gaz. hebd., 1894).

Doyen, Atlas de Microbiologie, p. 154 et 155.

Dubreuilh et Frèche, Annales de dermatologie, Bordeaux, sept. 1895.

Ducor, Gaz. des Hôp., avril 1896.

Dumont, Un cas d'act. à marche rapide (Bull. méd. du Nord, 1896).

Eve, Actinomycose of the Liver (Brit. med. Journal, 1889).

Ferraton, Bull. de la Soc. de Chir., 1891.

— Bull. de la Soc. de Chir., 1896.

Friedrich, Tuberculin und Akt. (Deutsche Iahresbericht für Chir., 1896).

Garde, Act. pulmonaire (th. de Lyon, 1895-1896, n° 1229).

Gangolphe et Duplant, Typhlite et appendicite actinomycosique (Sem. méd., 28 mars 1900 et Revue de Chir., 1897).

Grill, Akt. des Magens und Darms (Beil. zur klin. Chir., 1895 et thèse Tübingen, 1895).

Guillemot, Lyon méd., 1896.

Hebb, Lungen Akt. mit Herz, Hirn und Lebermetastasen (Brit. med. Journal, 1887).

Hinglais, Act. appendiculo-cæcale (th. de Lyon, 1896-1897, n° 78).

Israel, Une Beobachtungen (Wirchow Archiv., 1878).

— Zur Pathogenese der Lungen Aktinomycose (Arch. de Langenbeck, 1887).

Job, Act. des centres nerveux (th. de Lyon, 1896-1897, n° 17).

Kern, Correspondenzblatt für schweizer Aerzte, 1891, n° 18.

Koch, Act. du thorax et du poumon. Munchener med, Wochenschrift, 1895, n°s 8 et 9.

Kundrat, Wiener med. Wochenscrhift, 1883, n° 16.

Lanz, Ueber Perityphlitis Akt (Corr. für Schweizer Aerzte, 1892).

Léger, Année méd. de Caen, 15 juillet 1899.

Legrain, Annales de dermatologie et de syphiligraphie, 1891, p. 772.

Long, Actinomycose cervico-faciale (th. de Lyon, 1897-1898, n° 430).

Marten, Un cas d'actinomycose de la cuisse (The Lancet 1895).

Meunier, Communication à l'Académie de médecine, mars 1893.

Michailoff, Actinomycose des voies urinaires (th. de Lyon, 1898-1899, n° 90).

Monestié, Actinomycose cutanée (th. de Paris, 1894-1895, n° 412).

Naussac, Actinomycose pulmonaire (th. de Lyon, 1895-1896, n° 1198).

Nocard et Leclainche, Maladies microbiennes chez les animaux, Paris, 1896.

Pic, De l'actinomycose pulmonaire (Prov. méd., 1896).

Pollosson, Arloing et Rollet, Gaz. heb., 1894.

Ponfick, Wien med. Zeitung, 1880.

Poncet (A.) et L. Bérard, Traité de clinique de l'actinomycose humaine, 1898.

Poncet. Bull. acad. de méd. et de chir., avril 1896.

— Gaz. hebd., avril 1895.

— Lyon méd., janvier 1897.

Poncet et Dor, Lyon méd. novembre 1892.

Poncet, Rochet et Dor, Gaz. hebd. méd. et chir., 1893.

Ponfick, Die Akt. des Menschen, Berlin, 1882.

Quenet, Actinomycose du maxillaire (th. de Lyon, 1895-1896, n° 1161).

Raingeard, Des manifestations cutanées de l'actinomycose (th. de Paris, 1895, 1896, n° 413.

Reboul, Communication au Congrès de chirurgie, 1895.

Rochet, Province médicale, novembre 1895.

Rochet et Martel, Gaz. méd. de Paris, janvier 1898.

Saintraille, Contribution à l'étude de l'actinomycose en France (th. de Toulouse, 1895-1896, n° 253).

Schlangue et Garré, Vingt et unième Congrès. Soc. chir. allemande, 15 juillet 1892.

Thollon, Actinomycose néoplasique (th. de Lyon, 1896-1897, n° 287).

Tillmans, Communication à la Soc. de méd. berlinoise (séance du 28 février 1900).

Vallas, Gaz. heb., novembre 1895.

Villard, Province méd., 15 décembre 1900.

Vincent, Actinomycose cutanée (th. de Lyon, 1897-1898, n° 436).

Weiss, Deux cas d'actinomycose (Revue méd. de l'Est, 1896).

TABLE DES MATIÈRES